Reflektorische Beeinflußbarkeit der Lungenatmung

Von

Prof. Dr. med. **Karl Bucher,** Basel

Vorsteher der Pharmakologischen Anstalt der Universität Basel

Mit 20 Textabbildungen

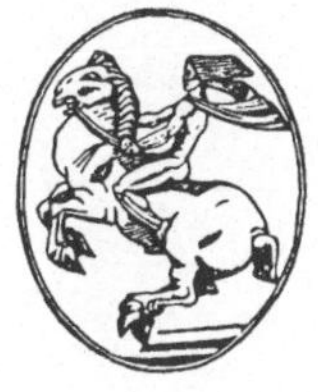

Wien

Springer-Verlag

1952

ISBN-13: 978-3-211-80250-2 e-ISBN-13: 978-3-7091-7798-3
DOI: 10.1007/978-3-7091-7798-3

Vorwort.

Mit dem vorliegenden Buch möchten wir uns in erster Linie an den wissenschaftlich interessierten Praktiker wenden in der Absicht, ihm in knapp gehaltener Form das zu vermitteln, was heute an objektiv gesicherten physiologischen und pharmakologischen Erkenntnissen auf dem einschlägigen Gebiet vorliegt. Unser besonderes Bestreben geht dahin, auf eventuelle therapeutische Konsequenzen hinzuweisen, die sich daraus ergeben mögen. In dieser Absicht haben wir denn auch die Probleme, die uns diesbezüglich besonders aussichtsreich erscheinen, im Anhang gesondert behandelt, nämlich: Husten, Asthma, Wiederbelebung.

Wie wohl jeder Autor, so haben auch wir Vollständigkeit der Darstellung zwar angestrebt, aber ebenfalls nicht erreicht. Auch bei unserer Darstellung ist unser Lieblingsgebiet — die vagale Atmungsregulation — etwas in den Vordergrund gerückt.

Der experimentelle Mediziner darf von Seiten der Klinik immer wieder wertvolle Anregungen entgegennehmen. Wir hoffen gerne, daß auch umgekehrt der Kliniker durch den nachfolgenden Beitrag zu manchen neuen Gesichtspunkten gebracht werden möge.

Basel, im September 1952.

K. Bucher.

Inhaltsverzeichnis.

1. Die Atmungstätigkeit als Resultante zentraler Automatie und peripherer Afferenzen.

Die Atmungstätigkeit in der speziellen Form, in der sie sich am peripheren Atmungsapparat manifestiert, ist im Zentralnervensystem (ZNS) noch nicht als fertige Potenz vorgebildet. Sie ist vielmehr als Resultante zu betrachten aus gewissen zentralen Potenzen einerseits und verschiedenen reflektorischen Mechanismen anderseits. Verschiedene dieser reflektorischen Mechanismen sind derart beschaffen, daß sie durch geeignete physikalische und chemische, i. e. pharmakologische Maßnahmen beeinflußt werden können. Sie können abgeschwächt oder verstärkt werden. Damit ist eine entsprechende Modifikation der Atmungstätigkeit möglich. Den eigentlichen Sinn unserer Abhandlung sehen wir darin, den interessierten Arzt auf therapeutische Möglichkeiten hinzuweisen, die sich daraus ergeben.

Die Möglichkeiten, im Tierexperiment über irgendwelche Afferenzen Einfluß auf die Atmungstätigkeit zu nehmen, sind vielgestaltig. Sie sollen hier nur soweit genannt und erläutert werden, als sie erstens einigermaßen gesichert, und zweitens in ihren möglichen Konsequenzen bereits einigermaßen zu übersehen sind. Aus dem letzteren Grunde werden wir auf viele experimentelle Befunde nicht eintreten, bei denen durch elektrische Reizung irgendeines Nerven Atmungseffekte erhalten wurden. Es sei denn, es handle sich um sogenannte „selektive“ Reizungen, die über die mutmaßliche Qualität der erregten Faserart etwas auszusagen gestatten. Solche wurden gelegentlich mitverarbeitet. Für die praktisch-therapeutische Anwendung am Menschen dürften ja in erster Linie wohl nur solche Atmungsreflexe in Betracht kommen, für welche der adäquate Reiz bekannt ist. Schließlich bleibt noch zu sagen, daß wir — entsprechend dem Titel unserer Abhandlung — nur auf Reflexe eintreten werden, welche die Atmungstätigkeit beeinflussen, und nicht auch auf solche, welche, durch die Atmungstätigkeit ihrerseits hervorgerufen, sich an irgendwelchen andern Systemen manifestieren (wie beispielsweise die respiratorische Arrhythmie u. a. m.).

Zentrale Automatie.

Wenn wir gesagt haben, daß die manifeste Atmungstätigkeit die Resultante aus zentralen Potenzen und peripheren Afferenzen sei, so fragt sich nun, ob die genannten Afferenzen nur eine bereits vorbestehende zentrale Rhythmik — einen Grundrhythmus — modifizieren, oder ob etwa die Rhythmizität erst aus dem Zusammenwirken von zentralen Potenzen und peripheren Afferenzen entsteht. Die zweitgenannte Alternative wird für Cephalopoden und auch für gewisse Fische als wahrscheinlich angesehen (Lit. 24). Für Warmblüter jedoch wird fast von allen Forschern angenommen, daß das Atmungszentrum schon in sich rhythmisch sei, sich also ähnlich wie beispielsweise der Sinusknoten des Herzens verhalte. Verschiedene Befunde deuten in diese Richtung. So werden im N. phrenicus auch dann noch rhythmische Inspirationsimpulse gefunden, wenn die periphere Atmungsmuskulatur durch Curare vollständig gelähmt ist. Also muß das, die Impulse ausgebende Zentrum in diesem Moment noch rhythmisch tätig sein. Diese Angabe kann, für sich allein betrachtet, selbstverständlich bei weitem noch nicht als endgültiger Beweis gewertet werden. Ein curaresiertes Individuum zeigt ja nur hinsichtlich seiner quergestreiften Muskulatur vollständige mechanische Ruhe. Im übrigen bleiben in der Peripherie verschiedene andere Rhythmen mechanischer Art weiterhin tätig — beispielweise der Puls —, welche sehr wohl die für einen peripher induzierten Atmungsrhythmus erforderlichen Afferenzen abgeben könnten.

Schon etwas mehr sagen Untersuchungen, die darauf abzielen, in dem von allen peripheren Einflüssen möglichst befreiten Atmungszentrum noch Rhythmizität nachweisen zu können. So haben z. B. ADRIAN und BUYTENDYK (Lit. 3) bzw. ADRIAN (Lit. 1) am vollständig isolierten Hirnstamm des Goldfisches bzw. an der isolierten thorakalen Ganglienkette von gewissen Insekten spontane, rhythmische elektrische Aktivitäten nachweisen können, die eine weitgehende Ähnlichkeit mit den normalen Atmungsaktivitäten der betreffenden Tiere hatten. Wir selbst haben etwas Ähnliches am Warmblüter versucht (Lit. 51). Der die wichtigsten Mechanismen des Atmungszentrums enthaltende Teil der Medulla oblongata von Kaninchen wurde herausoperiert, vollständig isoliert und von der A. basilaris her mit Blut durchströmt. Auch in diesen Präparaten konnten elektrische Aktivitäten nachgewiesen werden, die eine auffallende Ähnlichkeit mit den normalen Atmungsaktivitäten hatten. Schließlich darf daran erinnert werden, daß auch schon isolierte Nervenfasern irgendwelcher Art sehr leicht spontane Entladungsrhythmen zeigen können, sei es als Nachentladung auf irgendwelche Reize, sei es als Absterbephänomene oder was dergleichen Möglichkeiten mehr sind. Es liegt also sicher nahe, den Zellen des Atmungszentrums eine autonome Rhythmik zuzubilligen.

Wie diese elementare Atmungsrhythmik — der Grundrhythmus der ganzen Atmungstätigkeit — aussieht, weiß man zwar nicht genau. Man hat aber einigen Grund zur Annahme, daß das sogenannte „Gasping“ diesen Grundrhythmus repräsentieren dürfte. Beim Gasping — auch Schnappatmung genannt — wird sehr schnell und tief eingeatmet und sofort anschließend wieder ausgeatmet; darauf folgt eine Atmungspause in Ausatmungsstellung. Die einzelnen „Schnappatemzüge“ wiederholen sich in regelmäßigen Abständen (Abb. 1). Im allgemeinen ist ihre Frequenz bei Hunden, Katzen, Kaninchen, Meerschweinchen und Mäusen gleichermaßen von etwa derselben Größenordnung, nämlich um 10 pro Minute

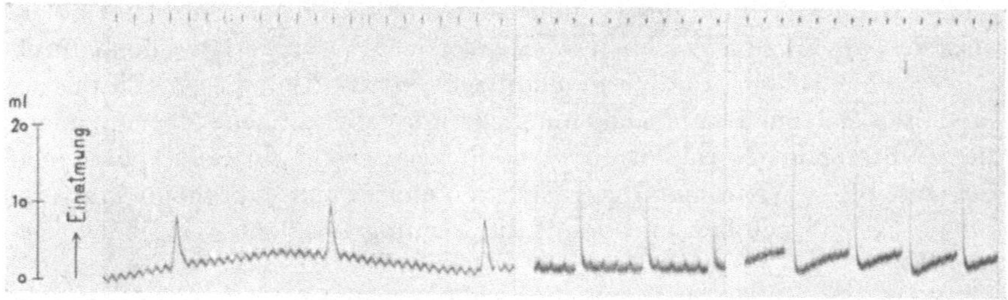

Abb. 1. Verschiedene Typen von Gasping. (Körperplethysmogramm und Zeitmarke in Sekunden.) Charakteristisch ist die schnelle Einatmung und die sofort anschließende Ausatmung (vgl. die Normalatmung in den Abb. 13 a, 15 a u. andere).

herum. In den wenigen Fällen, in denen wir am Menschen Gasping zu beobachten Gelegenheit hatten, betrug die Frequenz ebenfalls etwa 10 pro Minute.

Die Berechtigung, das Gasping als unmittelbaren äußeren Ausdruck eines Grundrhythmus des Atmungszentrums anzusehen, ist durch Befunde wie etwa die folgenden gegeben: Wenn man im Tierexperiment die Medulla oblongata durchschneidet, so wird (s. S. 6ff.) je nach der Größe des noch restierenden zentralen Substrates die Atmungstätigkeit mehr oder weniger stark verändert sein. Bei systematisch caudalwärts verlegter Schnittebene wird von dem Moment an jegliche Atmungstätigkeit sistieren, wo der Schnitt durch die Gegend des Obex geht. Das letzte, was dabei an koordinierter Atmungstätigkeit zu sehen ist, was also mit dem geringsten Restsubstrat an „Atmungszentrum“ noch möglich ist, ist eine Atmung vom Typus des Gasping. Oder wenn man ein Tier erstickt, beispielsweise dadurch, daß man ihm die Atemwege verschließt[E], oder auch dadurch, daß man es in stark verdünnte Luft bringt (Lit. 130), so ist ebenfalls Gasping die letzte Manifestation an Atmungstätigkeit. Auch beim sterbenden Menschen ist unmittelbar ante exitum fast immer eine, allerdings meist nur kurze, Periode von Gasping zu beobachten.

[E] Eigene unveröffentlichte Untersuchungen.

Frühgeborene Kaninchen sollen ebenfalls Gasping zeigen (Lit. 238). Das Gasping scheint also tatsächlich eine primitive Form von Atmungstätigkeit darzustellen. Sie wird als solche normalerweise nicht manifest, ist aber potentiell im Atmungszentrum sicher vorhanden. Das Gasping als manifest gewordener Atmungstyp kann durch nichts beeinflußt werden. Weder vermögen die bekannten atmungsstimulierenden Pharmaka seine Frequenz zu beschleunigen[E], noch auch ist es irgendwelcher reflektorischer Beeinflussung zugänglich (Lit. 131). Hingegen besteht die Möglichkeit, ein vorhandenes Gasping wieder zum Verschwinden zu bringen, sofern man die Ursachen, die zu seinem Auftreten geführt haben, kennt und beseitigen kann (näheres s. Kapitel Wiederbelebung).

Der Grundrhythmus des Atmungszentrums als solcher kommt normalerweise deshalb nie zum Vorschein, weil er fortwährend und tiefgreifend durch die verschiedensten Einflüsse modifiziert wird. Bei diesen Einflüssen handelt es sich zur Hauptsache um steuernde reflektorische Mechanismen; die resultierende „Normalatmung" stellt vorwiegend ein Reflexphänomen dar (Lit. 109). Wenn man diese Reflexe kennt, kann man möglicherweise auf sie Einfluß nehmen und damit die Atmungstätigkeit weitgehend verändern.

Wenn man in die Feinheiten der reflektorischen Atmungsregulation eindringen will, muß man — wie vor allem Meier (Lit. 190) zu Recht immer wieder betont hat — sich zur Gewohnheit machen, die Atmungstätigkeit nicht nur hinsichtlich Atemminutenvolumen und etwa noch Atmungsfrequenz zu charakterisieren. Die letztere Größe ist zwar zugegebenermaßen sehr leicht zu bestimmen, besagt aber — besonders wenn sie, wie das gelegentlich noch gemacht wird, allein verwendet wird — wirklich nur sehr wenig. Anderseits ist zuzugeben, daß die Einbeziehung mancher wünschbaren Atmungsgrößen gelegentlich kompliziertere apparative Hilfsmittel voraussetzt. Leicht zu erfassen und daher immer zu beachten sind

das Atemzugsvolumen,

die Dauer eines Atemzuges und ihre relative Zusammensetzung aus inspiratorischer und exspiratorischer Phase,

der volumenmäßige Ablauf der inspiratorischen und exspiratorischen Phase (wie beispielsweise die Geschwindigkeit der Volumenänderung, das Verharren in Ausatmungsstellung usw.),

die Atmungsfrequenz und die Regelmäßigkeit der Atemzugsfolge,

das Atemminutenvolumen.

Für viele Fälle wichtig, aber nicht ohne größere Hilfsmittel meßbar, sind Atemlage (s. S. 39) und Größe des funktionellen toten Raumes (s. S. 23). Als Maß für die Atemlage wird meist das in Ausatmungsstellung vorhandene absolute Lungenvolumen angegeben. Die Ausatmungsstellung wird deshalb gewählt, weil bei vielen Tieren und vor allem auch beim Menschen die Exspiration normalerweise ein passives Phänomen ist, die Ausatmungsstellung also eine Art von Ruhelage repräsentiert.

Neben den genannten, für das Studium reflektorischer Vorgänge bevorzugt verwendeten Atmungsgrößen kann eine Atmungstätigkeit selbstverständlich auch noch in anderer Hinsicht charakterisiert werden. Wir werden im folgenden Gelegenheit haben, auf einzelne solcher Möglichkeiten kurz einzutreten.

Organisation des Atmungszentrums.

Die Vorstellungen darüber, was alles zum sogenannten „Atmungszentrum" gehöre, sind nicht einheitlich. Die einen vertreten die Auffassung, daß alle Mechanismen im ZNS, die etwa die Atmungstätigkeit beeinflussen können, zum Atmungszentrum gehörten. Andere wollen unter dem Atmungszentrum nur die im Gebiet des Calamus scriptorius der Medulla oblongata gelegenen Zellansammlungen verstanden wissen. Wir sind uns bewußt, daß eine Diskussion hierüber vorwiegend nur von akademischem Wert sein kann. Dennoch möchten wir selbst etwa die Mitte zwischen den beiden extremen Auffassungen vertreten und das Atmungszentrum als in Pons und Medulla oblongata gelegen betrachten. Die Berechtigung zu dieser Ansicht leiten wir daraus ab, daß an einigen Stellen innerhalb dieses Bereiches Mechanismen liegen, die, wenn sie ausfallen, die Atmung *tiefgreifend* und *nachhaltig* verändern. Die betreffenden Mechanismen sind demnach für eine normale Atmungstätigkeit *unbedingt nötig*.

Daß auch von höher gelegenen Stellen die Atmung gelegentlich beeinflußt werden kann, soll keineswegs bestritten werden. Man denke nur an die verschiedenen Atmungsänderungen, die durch Schreck, Wut, Schmerz u. a. m. hervorgerufen werden können. Allerdings sind die dabei entstehenden Atmungsstörungen im allgemeinen nur kurzdauernd; sie können durch die autonomen Potenzen der im Rhombencephalon gelegenen Atmungssubstrate weitgehend auskorrigiert werden. Bekannt sind Einflüsse von der Rinde. Sie können in seltenen Ausnahmefällen lebenswichtig sein. Wir möchten z. B. an Fälle erinnern, wo durch intravenöse Applikation von „m-oxy-Dolantin" bei erhaltenem Bewußtsein eine so hochgradige Analgesie erhalten werden konnte, daß schmerzlos größere Operationen ausgeführt werden konnten (Lit. 185). Dabei war aber die Atmungstätigkeit gelegentlich dermaßen stark gehemmt — wahrscheinlich infolge eines Angriffspunktes an pontinen vagalen Substraten (s. S. 51) —, daß die Patienten spontan eventuell gar nicht mehr atmeten. Sie mußten immer wieder dazu aufgefordert werden und wurden dadurch recht eigentlich in den Stand gesetzt, die sonst wohl tödliche Atmungshemmung willentlich zu verhindern.

Man hat sich immer wieder gefragt, ob eine corticale Beeinflussung der Atmung nur von ganz bestimmten Rindengebieten ausgehen könne. Lokalisationsversuche mittels elektrischer Rindenreizung haben (an Katzen und Hunden) ergeben, daß es tatsächlich gewisse Gebiete gibt, von denen aus vorwiegend Atmungsstimulierung erhalten werden kann und anderseits wieder solche, von denen aus die Atmung gehemmt wird (Lit. 254). Trotz solcher Befunde aber sind wir — mit Hess (Lit. 132) — der Ansicht, daß es nicht nur eine bestimmte Auswahl von Rindengebieten ist, von denen aus die Atmung beeinflußt werden kann. Vielmehr dürfte wohl fast jeder Teil des Cortex zur Atmungsbeeinflussung befähigt sein. Von welchem Teil die Beeinflussung dann letzten Endes tatsächlich ausgeht, dürfte von der gerade bestehenden Gesamtsituation im ZNS, d. h. also von momentanen Bedingungen, abhängen.

Auch vom Zwischenhirn aus kann die Atmung beeinflußt werden. Aber auch hier konnten bisher (vide Lit. 134) keine definierten „Zentren" gefunden werden, deren Reizung immer wieder einen ganz bestimmten Typus von Atmungsänderung induziert hätte. Die sogenannte Hechelatmung der Hunde und Katzen bildet diesbezüglich vielleicht eine Ausnahme. Sie soll ihren Ursprung fast immer von der Gegend des Thalamus nehmen (Lit. 121). Hess und Stoll (Lit. 135) haben vor allem von der Area praeoptica und vom Übergangsgebiet des Hypothalamus dorsalis zum Hypothalamus lateralis aus Hecheln auslösen können.

Es ist anzunehmen, daß auch von vielen andern, capital vom Pons gelegenen und bisher nicht genannten Gegenden des ZNS die Atmung gelegentlich beeinflußt werden kann. Da jedoch nicht viel Gesichertes darüber bekannt ist, was für unsere Fragestellung wichtig wäre, möchten wir hier nicht näher darauf eintreten.

Methoden der Erforschung.

Mannigfach sind die Verfahren, die angewendet wurden, um das in Pons und Medulla oblongata gelegene Atmungssubstrat funktionell-anatomisch zu charakterisieren. Die frühesten Versuche bestanden in der chirurgischen Abtrennung übergeordneter Bezirke. Man hat beispielsweise den Hirnstamm quer durchgeschnitten und das restierende Substrat funktionell charakterisiert. Marckwald (Lit. 184) war wohl der erste, der dieses Verfahren systematisch und mit Erfolg angewendet hat. Das Verfahren hat auch heute noch seine Berechtigung, vorausgesetzt, daß man darauf Bedacht nimmt, wirklich nur die durch den Schnitt erzeugten Ausfälle zu erfassen und nicht gleichzeitig auch Reizeffekte, die gelegentlich von der caudalen Schnittfläche ausgehen mögen. Man muß sich auch darüber klar sein, daß man mit diesem Verfahren in erster Linie das Restsubstrat charakterisiert. Die eventuell ganz besondere Art, in der dieses reagiert, repräsentiert seine funktionellen Potenzen. Wenn diese normalerweise nicht erkennbar sind, dann eben deshalb nicht, weil sie durch übergeordnete Mechanismen kompensiert sind. Daß es sich bei solchermaßen eruierten übergeordneten Mechanismen gleich auch schon um sogenannte „Zentren" — mit entsprechenden autonomen Potenzen — handle, ist damit natürlich noch nicht gesagt. Der oft etwas leichtfertig gehandhabte Begriff von „Zentren" hat das an sich gut brauchbare Verfahren der chirurgischen Hirnstammdurchtrennung gelegentlich etwas in Mißkredit gebracht. An Stelle von „Zentren" sollte man wohl besser den weniger präjudizierenden Ausdruck „steuernde Mechanismen" verwenden. Dies um so mehr, als es sich erwiesenermaßen bei vielen dieser Mechanismen um *intrazentrale Schaltstellen peripherer Afferenzen* handelt.

Weitere Verfahren zur Charakterisierung der zentralen Atmungssubstrate bestehen darin, die Ausschaltung übergeordneter Mechanismen nicht mit dem Messer vorzunehmen, sondern durch Unterbrechung der Blutzufuhr und konsekutives Absterbenlassen (Lit. 198). Des weitern können auch Verfahren nützlich sein, nach denen man das interessierende Gebiet durch Einstecken feinster Nadelelektroden systematisch nach atmungssynchronen Aktivitäten absucht (Lit. 110, 77 u. a.); wo solche gehäuft auftreten, ist die Möglichkeit des Vorhandenseins wichtiger Mechanismen ganz besonders gegeben. Das Verfahren dürfte sich besonders eignen als Vorstufe für die vor allem von Hess mit Nachdruck propagierte Methode der selektiven elektrischen Reizung mit direkt anschließender lokalisierter Elektrokoagulation, Beurteilung des funktionellen Ausfalls und schließlich histologischer Klassierung des Reizortes. Man hätte danach unter Verwendung von möglichst punktförmigen Elektroden eine Stelle ausfindig zu machen, an welcher eine atmungssynchrone Aktivität vorhanden ist (die also mit der Atmung offensichtlich irgendwelche Beziehungen hat) (I. Phase), hätte dann mit derselben Elektrode, ohne ihre Lage zu verändern, selektiv zu reizen und den eventuellen Reizerfolg an der Atmungstätigkeit zu beurteilen (II. Phase), hätte dann anschließend — wiederum durch dieselbe, in situ belassene Elektrode — die betreffende Stelle durch elektrische Verkochung auszuschalten und an der Atmungstätigkeit den eventuellen Effekt dieser Ausschaltung zu beurteilen (III. Phase), und hätte schließlich histologisch die verkochte Stelle genau zu charakterisieren (IV. Phase).

Atmungssubstrate der Brücke und des verlängerten Markes.

Als Ergebnis von Untersuchungen, die nach den vorgenannten Verfahren durchgeführt wurden, kennen wir zur Zeit folgende Mechanismen, die in Pons oder Medulla oblongata gelegen und für die Atmungstätigkeit wichtig sind:

Koordinationszentrum in der Formatio reticularis.

Für die Atmungstätigkeit unmittelbar wohl am wichtigsten ist die Gegend der Formatio reticularis. Die als Substrat in Frage kommenden Zellen liegen in einem Bezirk, der in der Querrichtung etwa innerhalb des mittleren Drittels der Medulla oblongata liegt und in der Längsrichtung sich erstreckt von etwa der Grenze zwischen dem mittleren und oberen Drittel des Hypoglossuskernes einerseits (rostral) und der Pyramidenkreuzung anderseits (caudal) (Lit. 108 u. a.). Hier scheint das letzte an zentralem Substrat zu liegen, das man noch zum eigentlichen Atmungszentrum rechnen kann (s. Abb. 2 und 3). Von hier aus dürften die efferenten Atmungsimpulse direkt auf die motorischen Vorderhornzellen gehen. Irgendwelche spinale Atmungszentren, die zwar in rudimentärer Form noch vorhanden sein mögen, sind in den Ablauf dieser Efferenzen nicht mehr eingeschaltet. Die Bedeutung des in der Formatio reticularis gelegenen Atmungssubstrates scheint nach den Untersuchungen von Rijlant (Lit. 222, 223) einmal darin zu liegen, daß hier die verschiedenen Impulse für den peripheren Atmungsapparat zweckmäßig koordiniert werden. Erst eine solche Koordination garantiert ja einen sinngemäßen Ablauf einer Atmungsbewegung. Das Substrat scheint aber nicht nur *letzte Schaltstelle und Koordinationszentrum* zu sein, sondern gleichzeitig auch noch Ursprungstätte des weiter oben genannten respiratorischen *Grundrhythmus*. Man hat verschiedentlich Experimente angestellt mit dem Ziel, die für die Entstehung des Grundrhythmus verantwortlichen Mechanismen noch genauer zu lokalisieren. Dabei kamen die einen Autoren zum Schluß, daß zwei, grobanatomisch trennbare Zentren existieren dürften, nämlich ein inspiratorisches und ein exspiratorisches (Lit. 213, 296 u. a.). Andere Autoren sind geneigt, inspiratorische und exspiratorische Potenzen in vielen einzelnen, in Experimenten am Lebenden bisher nicht zu trennenden Zellenpaaren zu vermuten (Lit. 108). Wir selbst möchten noch einen Schritt weiter gehen und mit Rijlant (Lit. 224) annehmen, daß der autonome Grundrhythmus in jedem einzelnen Neuron zustande kommen dürfte. Die Wichtigkeit einer Koordination ist in diesem Falle besonders offensichtlich. Über das „Wie“ dieses Zustandekommens hat man sich — von elektrophysiologischen Erfahrungen ausgehend — bereits plausible Vorstellungen gemacht (Lit. 108, 194). Sie sind indessen vorerst rein theoretischer Natur.

Die koordinatorische Aufgabe des Zentrums besteht nicht nur darin, die Grundrhythmen in den einzelnen Zellen zu synchronisieren, sondern es müssen auch die Impulse zu den verschiedenen Atmungsmuskeln aufeinander abgestimmt werden. Zur inspiratorischen Atmungsmuskulatur gehören normalerweise das Zwerchfell, die Mm. intercostales externi und die Mm. intercostales intercartilaginei, bei Dyspnoe zusätzlich eventuell die Mm. scaleni, sternocleidomastoidei, subclavii, pectorales und der latissimus dorsi; zur exspiratorischen Atmungsmuskulatur gehören die Mm. intercostales interni interossei und die Mm. transversi thoracis, bei Dyspnoe eventuell zusätzlich die Mm. serrati postici, sacrospinales, quadrati lumborum und die Bauchmuskulatur (Lit. 90). Außerdem umfaßt eine koordinierte Atmungsbewegung mindestens auch noch die Kehlkopfmuskulatur und die Bronchialmuskulatur (s. S. 17).

Die Tätigkeit des Koordinationszentrums wird meistens an Hand der von ihm ausgegebenen efferenten Impulse beurteilt, d. h. beispielsweise an Hand von Aktionsstrombildern von motorischen Nerven der Atmungsmuskulatur. Meistens wird der N. phrenicus hierzu benützt. Er bietet zunächst einmal den Vorteil, daß er sozusagen keine afferenten Fasern enthält, jedenfalls nicht in einer Art und einem Ausmaß, daß dadurch der rein efferente Charakter seines Aktionsstrombildes getrübt würde. Zweitens leitet er ausschließlich inspiratorische Impulse. Dies ist insofern ein Vorteil, als das Zentrum normalerweise (s. S. 35) nur inspiratorisch aktiv ist; die Exspiration ist normalerweise ein passives Phänomen. Drittens ist das Zwerchfell bei jeder inspiratorischen Tätigkeit irgendwie beteiligt. Auch wenn man mit gewissen Autoren (Lit. 41) annehmen wollte, daß die primäre Aufgabe des Zwerchfells weniger darin bestehe, den Luftwechsel selbst zu bewerkstelligen, als darin, die Scheidewand zwischen Brust- und Bauchraum zu versteifen und damit zu verhindern, daß die Bauchorgane angesaugt werden, so muß es doch in jedem Falle inspiratorisch aktiviert werden. Die Ansicht, wonach bei Frauen die Zwerchfellatmung gegenüber der costalen stark zurücktreten würde, kann heute ja nicht mehr aufrechterhalten werden (Lit. 227); der costale Atmungstyp der Frauen scheint durch die Mode der stark einschnürenden Mieder erzwungen gewesen zu sein. Die Zwerchfellatmung soll das letzte sein, was bei Atmungslähmung durch Narkose erlischt (Lit. 160). Wenn also das Zentrum inspiratorische Impulse überhaupt ausgibt, wird man sie im N. phrenicus am ehesten finden müssen.

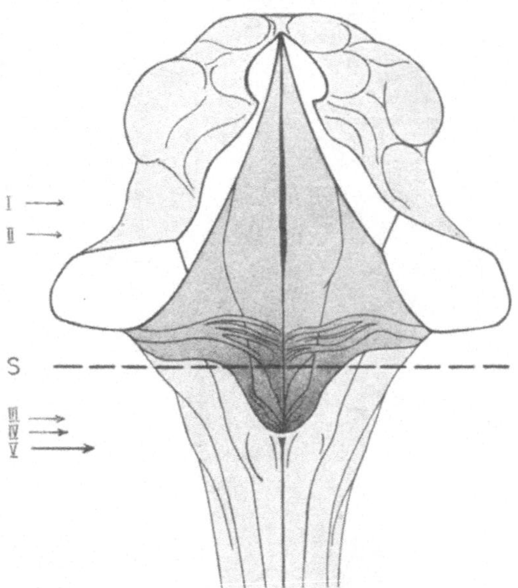

Abb. 2. Aufsicht auf das für die zentralen Atmungssubstrate wichtige Gebiet des ZNS (halbschematisch). Die Pfeile markieren die ungefähre Lage des Koordinationszentrums in der Formatio reticularis (*V*), der im gleichen Substrat liegenden vagalen inspiratorischen (*IV*) und exspiratorischen (*III*) Mechanismen, sowie die exspirationshemmenden (*II*) und inspirationshemmenden (*I*) pontinen vagalen Mechanismen.

Übrige bulbäre Atmungssubstrate.

Bei den übrigen, in Pons und Medulla oblongata gelegenen zentralen Atmungssubstraten (Abb. 2 und 3), dürfte es sich weniger um eigentliche

Zentren handeln (etwa mit autonomen Potenzen, wie Eigenrhythmus usw.), sondern wohl eher um Steuerungsmechanismen. Nichtsdestoweniger aber sind sie für die Atmungstätigkeit von großer Bedeutung. Ihre Aufgabe dürfte vor allem darin bestehen, auf die intrazentralen Schaltstellen von atmungswirksamen Afferenzen einzuwirken und dadurch die afferenten Impulse selbst qualitativ und quantitativ zu modifizieren, ehe diese auf das Zentrum in der Formatio reticularis einwirken. Bis heute ist vor allem von vagalen Afferenzen bekannt, daß sie durch diese Substrate starke Modulationen erfahren. Sehr wahrscheinlich aber geschieht mit den anderen Afferenzen ähnliches; zur Zeit ist darüber jedoch noch nicht viel bekannt.

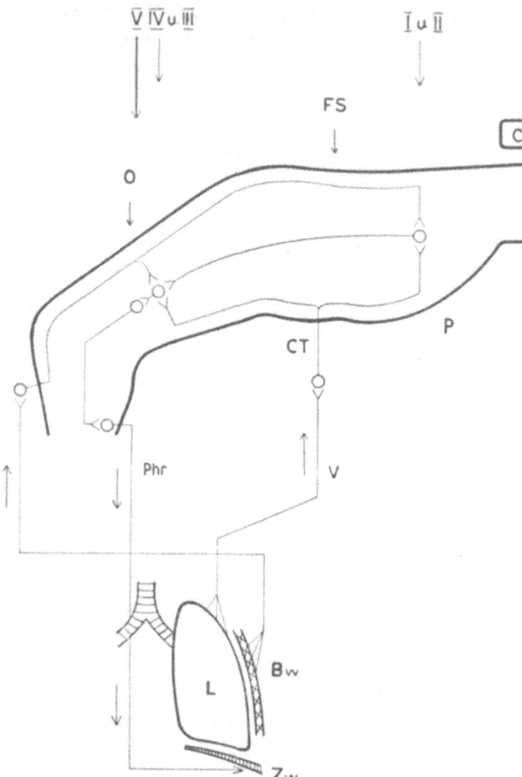

Abb. 3. Sagittaler Querschnitt durch das für die zentralen Atmungssubstrate wichtige Gebiet des ZNS, s. Legende zu Abb. 2. *C. I.* = Colliculi inferiores; *P* = Pons; *CT* = Corpus trapezoides; *F. S.* = Fovea superior fossae rhomboideae; *O* = Obex; *Phr* = N. Phrenicus; *V* = Vagus; *Bw* = Brustwand mit zugehörigen afferenten Nerven; *L* = Lunge; *Zw* = Zwerchfell.

Vagale Steuerungsmechanismen sind zunächst im Pons gefunden worden. Marckwald (Lit. 184) war wohl der erste, der — am Kaninchen — festgestellt hat, daß nach Durchschneidung des Hirnstammes im capitalen Teil des Pons die Atmungstätigkeit zwar zunächst scheinbar noch normal sein kann, daß sie aber nach zusätzlicher Vagotomie tiefgreifende Änderungen erfährt. Es kommt zu langdauernden, unregelmäßigen Inspirationskrämpfen („Apneusis" genannt; s. Abb. 4). In der Folge wurden von verschiedenen anderen Autoren ähnliche Versuche durchgeführt (Lit. 42, 43, 46, 156, 158, 183, 193, 194, 214, 256, 257, 258 u. a.). Sie führten im wesentlichen zur Erkenntnis, daß

erstens das Phänomen der Apneusis nicht nur an Kaninchen zu erhalten ist, sondern auch an Katzen und Hunden und damit wohl bei allen Säugetieren, zweitens bei systematischer Verlegung der Schnittebene caudalwärts die Inspirationskrämpfe mehr und mehr zurückgehen, bis schließlich etwa auf der Höhe des caudalen Ponsdrittels umgekehrt Atemlosigkeit in Exspirationsstellung auftritt, und daß endlich

drittens bei Katzen besonders leicht die Apneusis und bei Hunden besonders leicht die exspiratorischen Stillstände zu erhalten sind. Das Kleinhirn ist an diesen Phänomenen offenbar nicht beteiligt (Lit. 46, 194, 257). Man hat in der Folge viel von „Zentren" gesprochen, die durch die Hirnstammdurchschneidung abgetrennt worden sein sollten, deren Ausfall sich indessen erst nach zusätzlicher Vagotomie bemerkbar machen

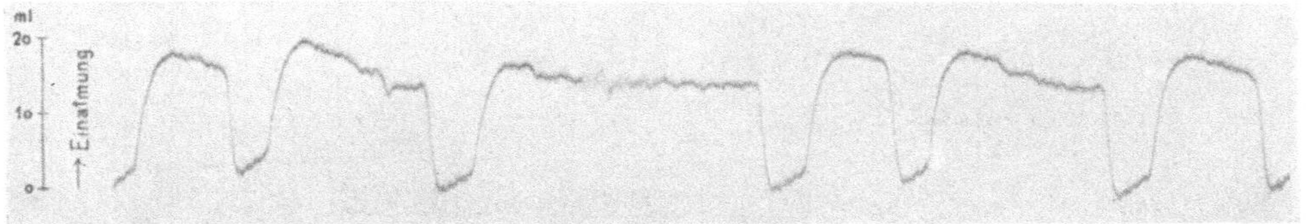

Abb. 4. Atmung vom Typus der Apneusis (Körperplethysmogramm).

sollte. Einzelne Autoren (Lit. 214) haben deshalb angenommen, daß sich das in Frage stehende pontine „Zentrum" einerseits und der Vagus anderseits gegenseitig vertreten könnten. Damit hätte implicite die Funktion der beiden mehr oder weniger als gleich angesehen werden müssen.

Hemmung atmungsbeeinflussender Afferenzen im Pons.

Die Ergebnisse der Ponsdurchschneidungen haben nun aber in neuerer Zeit eine plausiblere Erklärung gefunden. Den Anlaß hierfür bildete die Feststellung, daß die typischen Atmungseffekte, die nach Ponsdurchschneidung plus Vagotomie auftreten mögen, auch bei intakten Vagi zu erhalten sind (Lit. 46). Man braucht nur gewisse afferente Qualitäten des Vagus in geeigneter Weise zu ändern. Wenn man diejenigen vagalen Afferenzen, welche normalerweise schon reflektorisch die Inspiration aktivieren, verstärkt, so kommt es wie bei der Apneusis zu lang anhaltenden Inspirationsanstrengungen des Atmungszentrums (s. Abb. 5). Die Verstärkung von inspiratorisch aktivierenden Vagusafferenzen kann z. B. durch Zuhalten der Atemwege in exspiratorischer Atemruhelage geschehen. Umgekehrt werden durch eine Verstärkung von exspiratorisch aktivierenden vagalen Afferenzen (beispielsweise durch Zuhalten der Atemwege in Inspirationsstellung) weitere Inspirationsanstrengungen des Atmungszentrums für längere Zeit unterdrückt; es kommt zu lang anhaltendem Atmungsstillstand. Aus solchen und ähnlichen Versuchen (Näheres s. S. 37) muß man schließen, daß der Zusammenhang zwischen den pontinen Atmungssubstraten und dem Vagus darin zu suchen ist, daß die vagalen Afferenzen durch die Substrate modifiziert werden; sie werden in ihrem Effekt auf die Atmung stark abgeschwächt. Es müssen demnach im Pons Hemmungsmechanismen existieren, ohne die der afferente Vagus einen vielfach stärkeren (mindestens 20mal stärkeren) Einfluß auf die Atmung hätte als normalerweise (Lit. 46).

Es sind offenbar nicht dieselben Zellen, welche für die inspiratorische und die exspiratorische Hemmung verantwortlich sind, denn bei systematischer Verlegung der Schnittebene in rostro-caudaler Richtung fällt zuerst die inspiratorische und erst später die exspiratorische Hemmung

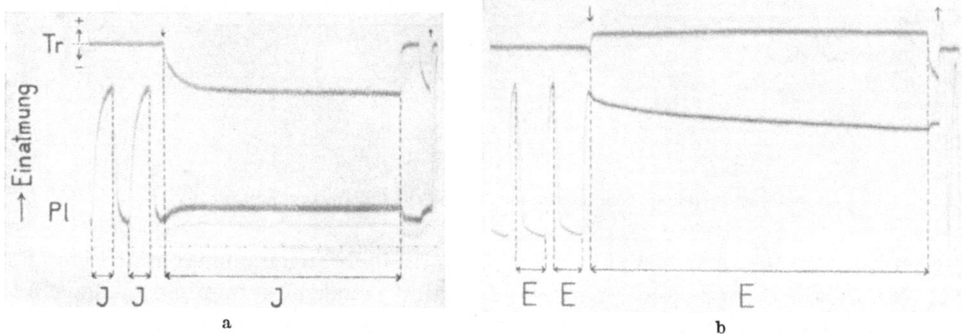

Abb. 5. Verstärkung vagaler Atmungseffekte infolge Abtrennung der pontinen Hemmungsmechanismen (vgl. Normalreaktion in Abb. 7 und 8). Kaninchen in Urethannarkose (1,4 g/kg; 20%; s. c.). Registriert sind Körperplethysmogramm (*Pl*), Druck in der Trachea (*Tr*), Zeitmarke in Sekunden (Sek), *I* = inspiratorische Phasen; *E* = exspiratorische Phasen. — a) Schnitt durch die rostrale Ponshälfte (entsprechend Pfeil *I* der Abb. 2 und 3). Bei ↓ wurden die Atemwege in Atemruhelage verschlossen. Es resultiert eine lang dauernde Inspirationsanstrengung (erkennbar am Trachealinnendruck). Bei ↑ wurden die Atemwege wieder freigegeben. — b) Schnitt durch die caudale Ponshälfte (entsprechend Pfeil *II* der Abb. 2 und 3). Verschluß der Atemwege in Einatmungsstellung. Es resultiert ein lang anhaltender exspiratorischer Atmungsstillstand.

weg. Die inspirationshemmenden Mechanismen liegen zur Hauptsache in der rostralen Hälfte des Pons, die exspirationshemmenden in der caudalen (Lit. 46, 194). Beide haben indessen in rostro-caudaler Richtung eine solche Längenausdehnung, daß sie sich zum Teil überlagern. Eine genauere Lokalisation der Substrate ist noch nicht vorgenommen worden. Versuche von Ranson und Mitarbeitern (Lit. 214) lassen aber vermuten, daß sie enge Beziehungen zum Tractus rubro-spinalis haben dürften.

Wenn wir im vorangegangenen Abschnitt den pontinen Mechanismen die Eigenschaften von „Zentren" abgesprochen haben und sie als Modulatoren von Afferenzen klassiert haben, dann bliebe noch zu erklären, weshalb denn die schweren Atmungsveränderungen spontan erst *nach Vagotomie* auftreten, d. h. in einem Moment, da ja gar keine vagalen Afferenzen mehr ins ZNS gelangen. Die Erklärung dürfte folgende sein: Die Mechanismen hemmen nicht nur inspirations- und exspirationsaktivierende Afferenzen vagalen Ursprungs, sondern auch andere. Also müßte z. B. eine Durchschneidung des Hirnstammes in der rostralen Ponshälfte auch zu starker Enthemmung aller möglichen anderen inspirationsaktivierenden Afferenzen führen. Das heißt, die für die Apneusis typischen, lang anhaltenden Inspirationen wären tatsächlich jetzt schon zu erwarten. Nun ist aber die Apneusis ein Atmungstypus, der für die Ventilation sicher ungünstig ist; das Atemminutenvolumen ist in der Apneusis viel kleiner als normal. Der Organismus wird daher die Apneusis zu verhindern trachten und kann dies auch, solange die Vagi intakt sind. Dann nämlich kann er beispielsweise die Atemlage erhöhen (vide Lit. 194). Dadurch werden diejenigen vagalen Afferenzen verstärkt, welche das Atmungszentrum in exspiratorischem Sinne beeinflussen (s. S. 42). Durch die Vermehrung der exspirationsaktivierenden Afferenzen aber muß die Wirkung der enthemmten inspirationsaktivierenden Afferenzen abgeschwächt werden. Da der Vagus der wichtigste afferente Nerv für die Atmung ist (s. S. 42), wird die Abschwächung meistens vollständig sein. Die Atmungstätigkeit ist dann scheinbar wieder normal (s. Abb. 5). Werden nun aber in diesem Zustande durch irgendeinen peripheren Eingriff — beispielsweise durch Zuhalten der Atemwege in exspiratorischer Atemruhelage — vermehrt inspirationsaktivierende Vagusafferenzen produziert, so wird das Gleichgewicht wieder in inspiratorischer Richtung verschoben. Eine Kompensierung der dadurch geschaffenen neuen Situation ist nicht mehr möglich, da die Störung vom ehedem kompensierenden Nerven selbst, d. h. vom Vagus herrührt. Die pontine Enthemmung der inspiratorischen Afferenzen wird daher manifest (s. Abb. 5). Dasselbe aber muß selbstverständlich eintreten, wenn nach Vagotomie die Vagi vollständig ausgeschaltet sind. Dann sind es die enthemmten inspirationsaktivierenden Afferenzen extravagaler Natur, welche die Apneusis verursachen.

Die nach Ponsdurchschneidung enthemmten Afferenzen dürften auf ihrem Wege zum Atmungszentrum — spätestens aber in diesem selbst — noch weiteren Modulatoren ausgesetzt sein. Dies muß einmal aus Versuchen geschlossen werden, wonach durch einen zweiten Hirnstammschnitt - zwischen Pons und Formatio reticularis angelegt - die für Ponsschnitt plus Vagotomie typischen Atmungsstörungen wieder behoben werden können. Es kommt zu einem ganz anderen Atmungstypus, der nicht mehr durch Vagusafferenzen geformt ist, nämlich zum Gasping. Dann sprechen vor allem neuere Versuche von BRECKENRIDGE und Mitarbeitern (Lit. 38) in diesem Sinne. Danach soll durch Verabreichung von 3-orthotolyoxy-1,2-propandiol („Myanesin") die Apneusis behoben werden können. „Myanesin" aber ist bekanntlich eine Substanz, welche intrazentrale Synapsen zu hemmen vermag. Es liegt daher nahe, anzunehmen, daß die afferente Vagusbahn zwischen Pons und Formatio reticularis noch mindestens ein weiteres Mal geschaltet wird (s. Abb. 3).

Vagale Mechanismen in der Medulla oblongata.

Bulbäre vagale Mechanismen sind vor allem von WYSS und Mitarbeitern (Lit. 9, 204, 304) an Kaninchen nachgewiesen und genauer lokalisiert worden (s. Abb. 2 und 3). Danach stellen der Fasciculus solitarius und der unmittelbar angrenzende dorsale Bezirk der Formatio reticularis lateralis ein Gebiet dar, welches für die Übermittlung der exspiratorischen Effekte des Vagus unbedingt wichtig ist. Anatomisch im gleichen Substrat, aber etwas weiter caudalwärts, liegt ein Bezirk, durch den die inspiratorischen Impulse des Vagus vermittelt werden. Dieser letztere liegt schon recht nahe am Koordinationszentrum. Er ist aber sicher nicht mit diesem identisch, denn er ist nur für vagale Effekte wichtig.

Die Versuche von Wyss sind neuerdings, ebenfalls am Kaninchen, durch Rickenbach und Meessen (Lit. 219) systematisch nachgeprüft und im wesentlichen bestätigt worden. Dabei ließ sich die Lokalisation noch etwas weiter präzisieren. Das inspiratorische Substrat soll im ventro-caudalen Teil des Nucleus reticularis gigantocellularis gelegen sein. Das exspiratorische Substrat wird im dorso-oralen Teil desselben Kernes sowie im Nucleus reticularis parvocellularis vermutet.

Primärer Atmungsreiz.

Man hat sich immer wieder dafür interessiert, was letzten Endes die treibende Kraft für die Automatie der Atmungstätigkeit sei. Dabei stand vor allem die Kohlensäure im Vordergrund der Betrachtung. Tatsächlich vermag Kohlensäure die Atmungstätigkeit stark anzuregen. Eine Erhöhung der alveolären CO_2-Konzentration führt zu einer um ein Vielfaches stärkeren Steigerung des Atemminutenvolumens als eine prozentual gleich starke Verminderung der O_2-Konzentration (s. Lit. 132). Kohlensäureüberschuß stellt also sicher einen stärkeren Atmungsreiz dar als Sauerstoffmangel. Aber auch in qualitativer Hinsicht ist der Reizerfolg der beiden verschieden. Während Sauerstoffmangel das Atemminutenvolumen hauptsächlich dadurch steigert, daß er die Atmungsfrequenz erhöht, tut es die Kohlensäure fast ausschließlich durch Vergrößerung des Atemzugsvolumens (Lit. 132). Die Frequenz bleibt dabei nahezu unverändert (Lit. 276 u. a.). Unter Kohlensäure ist die Koordination im Zentrum der Formatio reticularis offenbar besonders gut. Je höher die Kohlensäurespannung ist, desto besser sind die inspiratorischen Impulse der einzelnen Phrenicusneurone synchronisiert. Gleichzeitig läßt die während der exspiratorischen Phase normalerweise vorhandene Tonisierung des Zwerchfells mehr und mehr nach (Lit. 298, 301). Die Vergrößerung der Atemzüge durch Kohlensäure ist demnach nicht nur durch die Vertiefung der Inspiration bedingt, sondern auch — allerdings zum kleineren Teil — auf die vollständigere exspiratorische Erschlaffung der Atmungsmuskulatur, d. h. auf eine Verkleinerung der Atemruhelage zurückzuführen (s. Abb. 6).

Der Atmungstypus bei Kohlensäureatmung ist demnach ein wesentlich anderer als der, welcher durch zentrale Analeptica zu erhalten ist. Die durch zentrale Analeptica aktivierte Atmung ist charakterisiert durch eine Erhöhung der exspiratorischen Atemruhelage und durch eine gesteigerte Atmungsfrequenz; das Atemzugsvolumen ist kaum vergrößert (s. Abb. 6); in der Mehrzahl der Fälle ist es sogar verkleinert. Das Bild ist qualitativ ähnlich wie bei Sauerstoffmangelatmung.

Es ist viel darüber diskutiert worden, ob es die Kohlensäure selbst sei, welche die bei Kohlensäureatmung typischerweise beobachteten Atmungseffekte hervorbringt, oder ob es eventuell nur das durch Kohlensäure veränderte p_H sei.

WINTERSTEIN (Lit. 294, 295) war der erste, der die letztgenannte Ansicht geäußert und in der Folge immer wieder mit Beispielen belegt hat (sogenannte „Reaktionstheorie"). Er stützte sich dabei auf Experimente, in denen er das ZNS junger Kaninchen durch Perfundieren mit sauerstoffgesättigter Ringerlösung über eine gewisse Zeit hatte reaktionsfähig erhalten können. Durch Zusatz von CO_2 zur Perfusionsflüssigkeit, aber auch schon durch Zusatz anderer Säuren (ohne CO_2) konnte er gelegentlich einige Atmungsbewegungen auslösen. Die Reaktionstheorie hat dann in der Folge durch GESELL (Lit. 108) eine wichtige Weiterung erfahren insofern, als GESELL nicht das p_H des Blutes, sondern das p_H unmittelbar am Wirkungsort — d. h. an den Zellen des Atmungszentrums — in den Vordergrund der Betrachtung stellte. Dadurch ließen sich manche Gegenargumente gegen die Reaktionstheorie entkräften. Trotzdem ist die Reaktionstheorie heute mehrheitlich verlassen

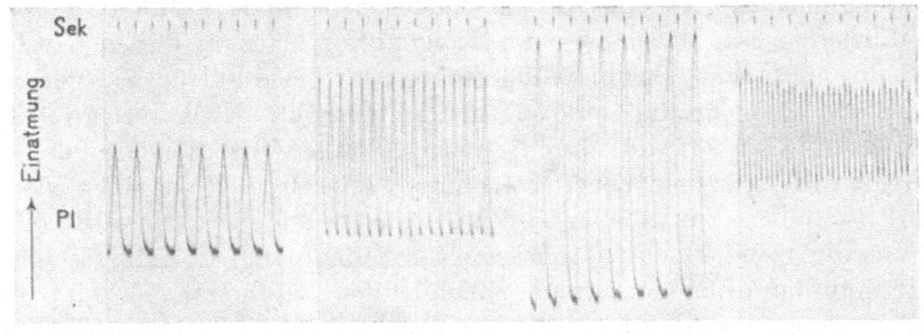

Abb. 6. Kaninchen in Urethannarkose (1,4 g/kg; 20%; s. c.). Registriert sind Körperplethysmogramm und Zeitmarke in Sekunden. a) Normalatmung. b) Sauerstoffmangelatmung (10% O_2; 90% N_2). c) Kohlensäureatmung (5% CO_2; 20% O_2; 75% N_2). d) Atmung unter einem zentralen Analepticum (50 mg/kg Coramin intravenös).

(Lit. 201 u. a.). Die Kohlensäure hat eine stärkere Atmungswirkung als eine p_H-Änderung gleichen Grades hätte, die durch andere Säuren hervorgerufen ist (Lit. 171 u. a.). Im übrigen möchten wir die Frage, ob Reaktionstheorie oder nicht, hier nicht weiter diskutieren, da sie — wie wir im folgenden zeigen möchten — gar nicht die elementare Bedeutung zu haben scheint, die ihr vielfach zugeschrieben wird.

Der weitverbreiteten Auffassung, in der Kohlensäure das primum movens für die Automatie der Atmungstätigkeit zu sehen, wird nun aber durch verschiedene gewichtige experimentelle Befunde widersprochen. Wie BINET und STRUMZA (Lit. 29) haben zeigen können, ist bei der Erstickung das Auftreten des Gasping vom CO_2-Gehalt des Blutes unabhängig. Dann hat LUMSDEN (Lit. 182) festgestellt, daß die Empfindlichkeit der bulbären Atmungssubstrate auf Kohlensäure von rostral nach caudal mehr und mehr abnimmt. Das Koordinationszentrum in der Formatio reticularis, das — wie wir oben ausgeführt hatten — der Sitz der Automatie sein dürfte, ist am wenigsten kohlensäureempfindlich. Wenn aber die höher gelegenen Mechanismen auf Kohlensäure empfindlicher sind, dann ist auch anzunehmen, daß die starken Atmungsänderungen durch Kohlensäure primär auf einen Angriffspunkt an höheren Mechanismen zurückzuführen sein dürften. Nun sind eben diese höher gelegenen Mechanismen Modulatoren von Afferenzen. Die CO_2-Wirkung scheint also primär über Afferenzen zustande zu kommen. Diese Auffassung ist auch durch direkte experimentelle Befunde gestützt. HEYMANS und Mitarbeiter (Lit. 142) nämlich haben in ihren Versuchen am isoliert durchströmten Hundekopf zeigen können, daß die Atmung vom Carotissinus aus schon mit Blut geringerer Kohlensäurekonzentration zu stimulieren ist als von den Gefäßen des ZNS aus. Die Atmungswirkung der Kohlensäure dürfte daher normalerweise in erster Linie vom Carotissinus ausgehen, d. h. ein reflektorisches Phänomen sein.

Im weiteren wäre hier an Befunde zu erinnern, wonach die Kohlensäurewirkung auf die Atmung durch verschiedene andere Momente stark modifizierbar ist. Besonders der Sauerstoff scheint in dieser Hinsicht bedeutsam zu sein. Schon SHERRINGTON war bekannt, daß ein gewisser Grad von Hypoxie die Reflexerregbarkeit erhöht. Nach Experimenten von BETHE (Lit. 23) wird durch Sauerstoffmangel insbesondere auch die Erregbarkeit nervöser Zentren erhöht. Wenn freilich die Hypoxie zu stark ist und — vor allem — wenn sie lange andauert, so wird selbstverständlich schließlich jedes Substrat Schaden nehmen; seine Erregbarkeit muß dann abnehmen und schließlich ganz aufhören. Es kann also nicht verwundern, daß auch die Erregbarkeit des Atmungszentrums auf Kohlensäure innerhalb gewisser Grenzen umgekehrt proportional mit der Sauerstoffspannung des Blutes variieren kann. Eindeutige experimentelle Belege in dieser Richtung sind erstmals wohl von LINDHARD (Lit. 178) beigebracht worden. Die Richtigkeit seiner Auffassung ist in der Folge durch viele und verschiedenartige Experimente bestätigt worden. Unter anderem ist sicher auch das Phänomen der Apnoe nach künstlicher Überventilation (s. unten) zum Teil durch die verminderte CO_2-Empfindlichkeit des stark oxygenierten Zentrums verursacht. Aber nicht nur der Sauerstoff scheint die Empfindlichkeit der verantwortlichen Atmungssubstrate auf Kohlensäure verändern zu können. Auch andere Momente können wirksame Modulatoren sein. Wenn beispielsweise die alveoläre CO_2-Spannung mit dem Einschlafen sprunghaft in die Höhe geht (Lit. 132), so ist das wohl am ehesten als Ausdruck einer vegetativ bedingten Empfindlichkeitsverminderung des Atmungszentrums für Kohlensäure zu deuten.

Aus den in den vorstehenden zwei Abschnitten genannten Befunden darf zunächst gefolgert werden, daß die Kohlensäure — wenn überhaupt — dann jedenfalls nicht allein und ausschließlich das primum movens der Atmungsautomatie ist. In neueren Arbeiten wird dieser Tatsache mehr und mehr Rechnung getragen, wenn gesagt wird, daß die Kohlensäure erst mit mehreren anderen Faktoren zusammen den Atmungsrhythmus formiere. Diese Ansicht wird heute gelegentlich mit dem Ausdruck

„Multiple Factor Theory“ (Lit. 115) umschrieben. Wir selbst möchten noch einen Schritt weiter gehen und vermuten, daß die Kohlensäure als primum movens für die Automatie der Atmung überhaupt außer Betracht fällt, und zwar deshalb, weil das Koordinationszentrum in der Formatio reticularis für Kohlensäure nicht mehr empfindlich ist. Jedenfalls kann ein Gasping, das durch einen tiefliegenden Hirnstammschnitt hervorgerufen ist (beispielsweise durch Schnittebene *S* in Abb. 2) weder durch Zugabe von CO_2 zur Atmungsluft noch durch künstliche Überventilation mit O_2 mehr verändert werden.

Wenn ein Tier oder Mensch künstlich überventiliert wird, so kann bekanntlich eine Apnoe auftreten, d. h. ein Zustand zentraler Atmungslosigkeit. Er ist durch mindestens zwei Momente verursacht. Einmal wird die Kohlensäure vermehrt abgeraucht; dadurch sinkt ihre Spannung in Blut und Gewebe. Zweitens sinkt infolge der Zunahme der Sauerstoffspannung im Gewebe gleichzeitig die Ansprechbarkeit der CO_2-empfindlichen Atmungssubstrate. Diese Vorgänge scheinen sich nun aber nicht am Koordinationszentrum abzuspielen. Auf Grund der im vorangegangenen Abschnitt erwähnten Experimente muß hierfür ein höher gelegenes Substrat angeschuldigt werden.

Die Kohlensäure ist zwar von den bisher bekannten Regulatoren der Atmungstätigkeit der effektivste und wohl auch der wichtigste. Sie ist dagegen nicht die letzte Ursache der Automatie der Atmung, weder allein noch in Kombination mit Sauerstoffmangel. Die letzte Ursache ist ihrem Wesen nach bisher noch unbekannt.

2. Vom peripheren Atmungsapparat ausgehende Reflexe.

A. Zuführende Luftwege.

Unter dem Begriff der zuführenden Luftwege faßt man bekanntlich diejenigen lufthaltigen Teile des peripheren Atmungsapparates zusammen, deren Wandungen zum Gasaustausch nicht befähigt sind. Es gehören dazu der Nasen-Rachenraum, der Kehlkopf, die Trachea, die Bronchien und Bronchiolen. Die zuführenden Luftwege stellen für das Ziel der Atmungstätigkeit, für den Gasaustausch in den Alveolen, in zweierlei Hinsicht ein Hindernis dar. Einesteils setzen sie der durchströmenden Luft einen *Widerstand* entgegen; andernteils stellen sie ein totes *Volumen* dar, denn bei jedem Atemzug wird ein ihrem Inhalt entsprechender Teil der eingeatmeten Luft nicht zum Gasaustausch kommen.

Die zuführenden Atemwege sind nicht etwa starr und unveränderlich. Sie zeigen normalerweise typische, atmungssynchrone Veränderungen. Während der Inspiration erweitert sich die Stimmritze, während der Exspiration wird sie enger (Lit. 250). Im gleichen Sinne wie die Stimmritze ändert sich auch der ganze Tracheobronchialbaum; er zeigt inspiratorische Erweiterungen und exspiratorische Verengerungen (vide Lit. 85, 132 u. a.). Der Vagus sowohl als auch der Sympaticus sind hierfür offenbar unwichtig (Lit. 186). Die Veränderungen dürften daher wohl eher mechanisch verursacht sein. Man nimmt denn auch an (Lit. 76, 233 u. a.), daß zwischen Lungenparenchym und Atemwegen so hohe Druckdifferenzen entstehen können, daß daraus Kaliberänderungen der Atemwege resultieren müßten; zumindest bei forcierter Atmung sind diesbezüglich wirksame Druckdifferenzen zu erwarten. Neuerdings hat Stutz (Lit. 262) röntgenologisch am Menschen Kalibermessungen durchgeführt. Dabei wurde bei sehr tiefer Einatmung der Querschnitt der Trachea bis zu 12% größer befunden als bei forcierter Ausatmung. Bei den mittleren und kleineren Bronchien waren die Unterschiede noch viel stärker. Dort sind bei starker Einatmung Erweiterungen bis auf das Vierfache des normalen Kalibers festgestellt worden.

Noch stärkere Kaliberänderungen sind unter pathologischen Verhältnissen möglich. Meist handelt es sich dabei um Verengerungen, hervorgerufen durch neurogene Spasmen der Konstriktoren, durch Schleimhautschwellungen u. a. m. Jede Lumenveränderung der Atemwege muß konsekutiv auch zu Änderungen des Atemwiderstandes führen. Eine Veränderung des Atemwiderstandes aber ruft eine Reaktion von Seiten des Atmungsapparates hervor. Diese Reaktion ist immer wieder Gegenstand der experimentellen Untersuchung gewesen. Die Methoden zu ihrem Studium bestanden im wesentlichen darin, daß an Mund und Nase — im Tierexperiment auch an der Trachea — der Widerstand künstlich verändert wurde.

Sofortreaktion auf Änderung des Atemwiderstandes.

Soweit heute bekannt ist, werden durch eine Änderung des Atemwiderstandes zwei Arten von Reflexen hervorgerufen, nämlich erstens Widerstandsreflexe und zweitens Lungenvolumenreflexe. Die Widerstandsreflexe wurden erstmals von Fleisch genau beschrieben (Lit. 94, 95, 96). Wenn während einer Inspiration plötzlich ein künstlicher Widerstand vor den Luftweg geschaltet wird, so gibt das Atmungszentrum momentan mehr oder besser koordinierte Impulse aus. Dadurch wird die *inspiratorische Kraft* der Atmungsmuskulatur *verstärkt*. Fleisch nennt das einen aktivierenden Spannungsreflex. Er ist proprioceptiver Natur, offenbar hervorgerufen durch die infolge der Widerstandserhöhung plötzlich vermehrte Spannung der Muskulatur oder Sehnen. Umgekehrt verursacht ein plötzliches Wegschalten eines vorher vorhandenen Widerstandes eine momentane Verminderung der inspiratorischen Kräfte (sogenannter hemmender Entspannungsreflex). In gleicher Weise können auch während der Exspiration aktivierende Spannungs- und hemmende Entspannungsreflexe ausgelöst werden. Die Entspannungsreflexe sind im allgemeinen leichter auslösbar und effektiver. In weiteren Arbeiten haben dann FLEISCH und seine Schüler die afferenten Wege für diese Reflexe ausfindig zu machen versucht (Lit. 78, 98 u. a. m.). Sie kamen dabei — per exclusionem — zur Ansicht, daß sie wahrscheinlich im N. phrenicus verlaufen. Sicher aber gehen sie nicht mit dem afferenten Vagus.

Anders verhält es sich mit den Lungenvolumenreflexen. Sie werden durch den afferenten Vagus vermittelt. Sie sind dafür verantwortlich, daß nach Zuschalten eines Widerstandes die Atmungsphasen *verlängert* werden. Die Verlängerung betrifft um so mehr die inspiratorische Phase, je kleiner das Lungenvolumen ist, und sie betrifft um so mehr die ex-

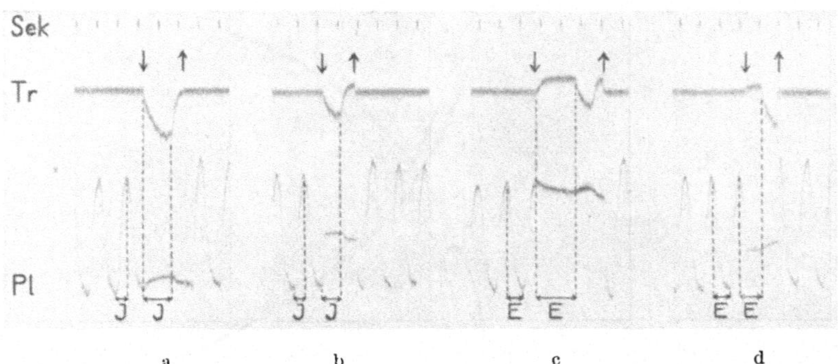

a b c d

Abb. 7. Trachealverschlußreaktion; Kaninchen in Äthernarkose. Registriert sind Körperplethysmogramm (*Pl*), Trachealinnendruck (*Tr*) und Zeitmarke in Sekunden (Sek.). Bei ↓ erfolgt vollständiger Trachealverschluß. a) unmittelbar zu Beginn einer Inspiration (in Atemruhelage), b) nachdem die Inspiration bereits etwa $^1/_2$ des Atemzugsvolumens gefördert hat, c) unmittelbar zu Beginn einer Exspiration (bei voll entwickelter Inspiration), d) nachdem sich die Ausatmung bereits etwa zur Hälfte des Atemzugsvolumens entwickelt hat. Nachdem die unmittelbar unterbrochene Atmungsphase beendigt ist, kann die Trachea wieder freigegeben werden (bei ↑).

spiratorische Phase, je größer es ist. Die Verlängerungen sind am stärksten, wenn der zugeschaltete Widerstand maximal ist, d. h. wenn die Atemwege vollständig verschlossen werden. Dadurch wird die Lunge in ihrem momentanen Entfaltungsgrad fixiert. Sie kann in diesem Moment den Intentionen des Atmungszentrums — d. h. den zentral ausgegebenen Atmungsimpulsen — nicht mehr folgen. Dem Atmungszentrum wird daher in der Folge durch den afferenten Vagus in anderes Lungenvolumen gemeldet, als normalerweise dem zeitlichen Ablauf der betreffenden Phase, bzw. der vom Atmungszentrum verausgabten Energie entsprechen würde. Diese Diskrepanz wird vom Zentrum mit einer Verlängerung der Atmungsphasen beantwortet.

Im Tierexperiment wurde der beschriebene Lungenvolumenreflex vor allem am tracheotomierten Tier studiert (Lit. 39, 43, 44, 45, 46, 49, 127, 189, 193, 194 u. a.). Eine Trachealkanüle kann schneller, eindeutiger und sicherer verschlossen werden als Mund und Nasenöffnungen. Zur

Charakterisierung des Lungenvolumenreflexes wird man bei dieser Methode mit Vorteil nur diejenige Atmungsphase heranziehen, in deren normalen Ablauf der Trachealverschluß eingeschaltet worden ist. Nur dann nämlich darf man mit Sicherheit annehmen, daß die erhaltene Reflexantwort nicht etwa auf dem Umwege über das Blut durch den unterbrochenen Gasaustausch verändert worden ist. Abb. 7 zeigt den Effekt einiger Trachealverschlüsse am narkotisierten Kaninchen. Verschluß zu Beginn einer Inspiration (7a) bewirkt eine Verlängerung der inspiratorischen Phase auf das zirka 2,5fache; Verschluß bei bereits etwa

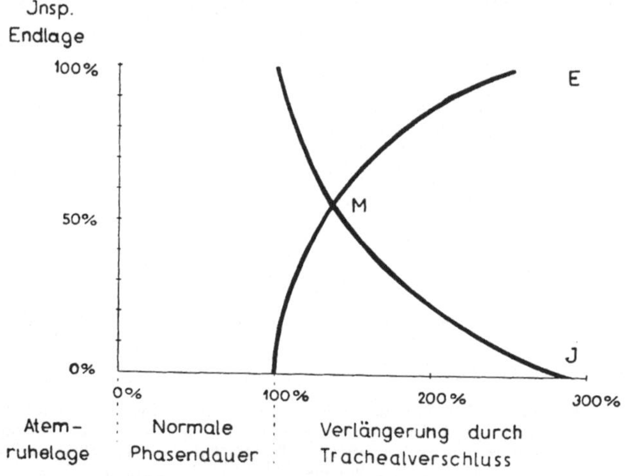

Abb. 8. Trachealverschlußreaktion (Mittelwerte aus 10 Kaninchen in Äthernarkose). Ordinate: Lungenentfaltung, ausgedrückt in Prozenten der Atemzugstiefe (0% entspricht der Atemruhelage; 100% der inspiratorischen Endlage). Abszisse: Dauer der Atmungsphasen in Prozenten der normalen Phasendauer. I = Inspiration; E = Exspiration; M = vagale Mittellage.

zur Hälfte entwickelter Einatmung verlängert die betreffende Phase noch auf das zirka 1,6fache (7b). Verschluß zu Beginn einer Exspiration verlängert die exspiratorische Phase ebenfalls auf das zirka 2,5fache (7c) und Verschluß bei bereits etwa zur Hälfte entwickelter Ausatmung verlängert die betreffende Phase noch auf das zirka 1,4fache (7d). Abb. 8 stellt die nach dem beschriebenen Verfahren erhaltenen Mittelwerte dar.

Wie vorstehend ausgeführt, sind am Zustandekommen der Trachealverschlußreaktion mindestens zweierlei Reflexe beteiligt, nämlich der *phasenverstärkende* Widerstandsreflex (aktivierender Spannungsreflex nach FLEISCH) und der *phasenverlängernde* Lungenvolumenreflex. Beide beanspruchen in ihrer Art die efferente Leistungsfähigkeit des Atmungszentrums. Man könnte sich daher denken, daß der eine Reflex ohne den andern vielleicht einen noch stärkeren Effekt hätte. Eine eigens zur Abklärung dieser Frage ausgedachte Versuchsanordnung (Lit. 54, 151), bei welcher der Effekt des reinen Lungenvolumenreflexes, frei von jedem Widerstandsreflex, errechnet werden konnte, ergab, daß der *Lungenvolumenreflex wesentlich stärker wäre, wenn nicht gleichzeitig auch der Widerstandsreflex tätig wäre.* Die Atmungsphasen*verlängerung* bei Widerstandsatmung wird durch die normalerweise gleichzeitig hervorgerufene Phasen*verstärkung* abgeschwächt!

Verhalten bei persistierender Veränderung des Atemwiderstandes.

Wenn die Trachea nicht — wie in Abb. 7 — schon nach dem ersten Phasenwechsel wieder geöffnet wird, sondern weiter verschlossen gehalten

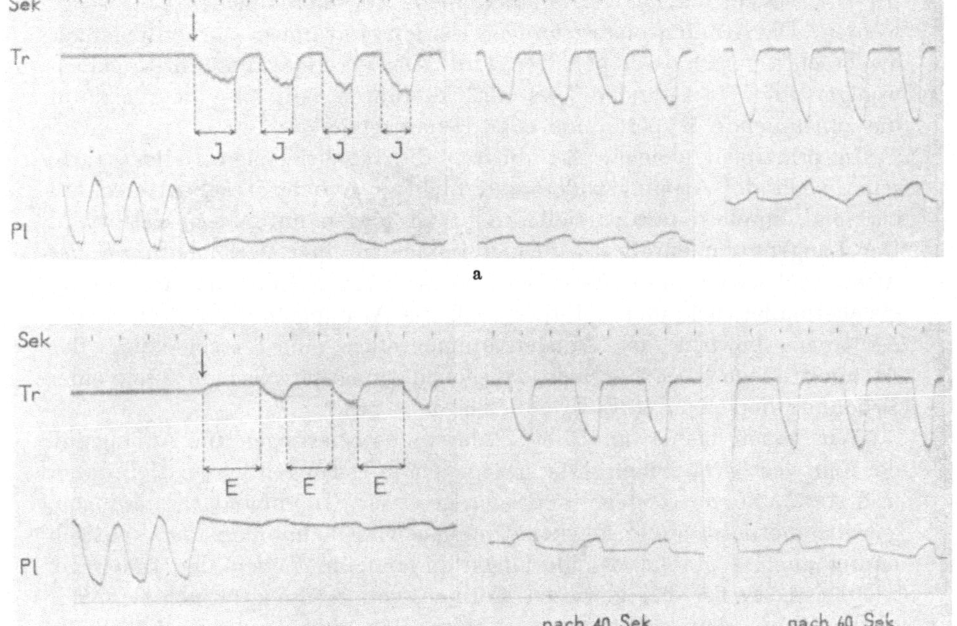

Abb. 9. Kaninchen in Urethannarkose. Bei ↓ wird die Trachea verschlossen und bis in die Erstickungsphase verschlossen gehalten a) in Atemruhelage, b) in inspiratorischer Endlage. Registriert sind Körperplethysmogramm (*Pl*), Trachealinnendruck (*Tr*) und Zeitmarke in Sekunden (Sek).

wird, so ändern die beschriebenen reflektorischen Effekte in typischer Weise (s. Abb. 9). Der vagale, atmungsverlängernde Lungenvolumenreflex verliert zunächst rasch an Einfluß; der zweite und dritte Atemzug zeigen nicht mehr die gleich starken Phasenverlängerungen wie der erste. Dies kann dadurch bedingt sein, daß die Atmung sich an den neuen Zustand adaptiert oder aber dadurch, daß neue Einflüsse (eventuell humoraler Natur) dazukommen. Immerhin erlischt auch bei einem während längerer Zeit aufrecht erhaltenen Trachealverschluß der Einfluß des Lungenvolumenreflexes nicht vollständig. Wenn man nämlich die einzelnen Atemzüge in 9a und 9b zu gleichen Zeiten nach Beginn des Trachealverschlusses miteinander vergleicht, so erkennt man deutlich einen Unterschied in der Exspirations- bzw. Inspirationsdauer. Beim größeren Lungenvolumen (9b) sind die Exspirationen im Vergleich zu den Inspirationen etwas länger als beim kleinen Lungenvolumen. Nach Vagotomie sind diese Unterschiede verschwunden. Der Einfluß des Lungenvolumenreflexes läßt sich demnach bis in die terminale Erstickungsphase angedeutet nachweisen (Lit. 242).

Über das Verhalten der proprioceptiven Widerstandsreflexe unter persistierendem Trachealverschluß kann zur Zeit nichts Sicheres ausgesagt werden. Die Atmungsanstrengungen werden zwar um so stärker, je länger die Trachea verschlossen gehalten wird. Diese Verstärkung dürfte jedoch weniger auf Widerstandsreflexe zurückzuführen sein, als vor allem auf die zunehmende Hyperkapnie oder Hypoxaemie.

In prinzipiell gleicher Art dürften die beschriebenen Reflexe tätig sein, wenn der Atmungswiderstand nicht, wie beim Trachealverschluß maximal, sondern nur partiell erhöht ist (sogenannte Stenoseatmung). Der Lungenvolumenreflex wird hier immer zu einer Verlängerung *beider* Atmungsphasen führen, denn bei Stenose werden Ein- und Ausatmung gleichermaßen behindert. Daher muß die Atmungsfrequenz abnehmen. Außerdem bewirkt der Lungenvolumenreflex eine Verschiebung der Atemmittellage (s. S. 39), beim Menschen typischerweise im Sinne einer Erhöhung derselben (Lit. 61, 248, 268 u. a. m.).

Wir haben bisher nur von Widerstandsänderungen im Anfangsteil der Luftwege gesprochen. Die gezogenen Folgerungen lassen sich daher in erster Linie verwenden für Fragen gewisser Stimmbanderkrankungen, gewaltsamer Erstickung, Maskenatmung usw. Nun hat man aber praktisch häufig auch Widerstandsänderungen in anderen Teilen der Luftwege, wie beispielsweise bei gewissen Formen von Asthma bronchiale. Wir glauben nun zwar annehmen zu dürfen, daß auch in diesen Fällen die intensitätssteigernden Widerstandsreflexe und die phasenverlängernden Lungenvolumenreflexe im Prinzip in gleicher Weise wirksam werden. Hingegen dürfte der Ablauf der einzelnen Atmungsbewegung je nach Art und Sitz des Widerstandes etwas verschieden sein.

Theoretisch jedenfalls ist das fast als sicher anzunehmen. Das beweisende Experiment steht allerdings noch aus. Es dürfte technisch nicht ganz einfach sein. Immerhin könnte man versuchen, mit Aerosolen einheitlicher Teilchengröße zum Ziel zu kommen. Die Teilchen dürften sich je nach ihrer Größe bevorzugt an ganz bestimmten Stellen des Tracheobronchialbaumes niederschlagen. Man müßte also bei Verwendung eines Histaminaerosols an mehr oder weniger scharf begrenzten Stellen einen Bronchospasmus setzen und nach Belieben durch ein entsprechendes Antihistamin-Aerosol wieder aufheben können.

Schließlich möchten wir noch darauf hinweisen, daß Widerstands- und Lungenvolumenreflexe auch bei Normalatmung tätig sein werden. Die zuführenden Luftwege stellen ja in jedem Falle einen gewissen Widerstand dar. Also ist auch die Normalatmung diesbezüglich bereits reflektorisch moduliert. Über das Ausmaß dieser Modulation möchten wir uns nicht äußern. Man müßte für eine solche Äußerung die Normalwiderstände kennen. Diese aber sind in ihrer Komplexität heute noch nicht zu erfassen.

Unsere bisherigen Ausführungen lassen es wohl als selbstverständlich erscheinen, daß für Untersuchungen über den detaillierten Ablauf einer Atmungsbewegung möglichst widerstandsarme Meßgeräte gefordert werden müssen (wie beispielsweise ein Pneumotachograph oder ein großer Körperplethysmograph). Die Spirometer sind hierzu weniger geeignet; sie haben auch in ihren verbesserten Ausführungen noch nennenswerte Widerstände (s. auch Lit. 246 u. a.).

Reaktion auf Änderung des toten Raumes.

Die Volumenänderungen der zuführenden Atemwege als solche, d. h. die Volumenänderungen ohne die zwangsläufig damit verbundenen Atemwiderstandsänderungen, dürften die Atmungstätigkeit auf dem Reflexwege nicht beeinflussen, zumindest nicht unmittelbar. Sie wirken sich jedoch auf den Gasaustausch aus und damit consekutiv über das Blut auch auf die Atmungstätigkeit. An der letztgenannten Stufe sind dann allerdings ebenfalls wieder Reflexe beteiligt, indem die Änderungen in der Sauerstoff- und Kohlensäurespannung des Blutes über reflexogene Zonen des Carotissinus auf das Atmungszentrum wirken (s. S. 67).

Das Volumen der zuführenden Luftwege wird auch als „toter Raum" bezeichnet. Von verschiedenen Seiten sind Angaben über die angebliche Größe dieses toten Raumes gemacht worden (ältere Lit. s. 132). Wenn vom toten Raum gesprochen wird, wird leider oft nicht genügend unterschieden zwischen dem toten Raum im anatomischen und dem toten Raum im funktionellen Sinne. Die Unterscheidung ist wichtig, weil die in den Atemwegen vorhandene Luft beim Luftwechsel nicht etwa wie ein zusammenhängendes Gebilde hin und her geschoben wird. Es kommt vielmehr — vor allem in Abhängigkeit von Atemzugstiefe und Atmungsphasendauer — zu schwer kontrollierbaren Durchmischungen zwischen der in den Atemwegen befindlichen Luft und der Ein- bzw. Ausatmungsluft. Aus diesen Gründen haben Angaben über das Volumen des anatomischen Totraumes, d. h. des Luftinhaltes der zuführenden Atemwege, wenig Bedeutung. Er dürfte beim normalen erwachsenen Menschen um zirka 150 bis 200 ml betragen (Lit. 180 u. a.). Für den Gaswechsel wesentlich wichtiger ist der *funktionelle Totraum*. Er ist definiert als derjenige Volumenanteil der Einatmungsluft, der nicht zum Gasaustausch gelangt. Wenn die Luft einmal in den Alveolarraum gelangt ist, dann wird sie sich momentan mit der bereits vorhandenen Alveolarluft ins Gleichgewicht setzen. Man darf also unter dem funktionellen Totraum gleichermaßen auch denjenigen Volumenanteil der Einatmungsluft verstehen, der nicht zu Alveolarluft wird. Auf dieser Überlegung sind die heute mehrheitlich* angewendeten Bestimmungsmethoden für den funktionellen Totraum aufgebaut. Er läßt sich beispielsweise nach folgender Formel errechnen:

$$TR_{\text{funkt.}} = \frac{X - E}{X - I} \cdot Z,$$

wobei X die Kohlensäurespannung der Alveolarluft, E diejenige der Ausatmungsluft, I diejenige der Einatmungsluft und Z das Atemzugsvolumen bedeuten.

Man bestimmt in praxi die Kohlensäurespannung der Alveolarluft entweder direkt, indem man nach HALDANE (Lit. 120) die letzte Luftprobe einer tiefen Ausatmung als Alveolarluft anspricht, oder aber nach ROSSIER und Mitarbeitern indirekt (Lit. 235, 236 u. a.), indem man sie aus der Kohlensäurespannung des arteriellen Blutes errechnet. In jedem Falle ist zu bedenken, daß die Kohlensäurekonzentration der Alveolarluft keine konstante Größe ist. Sie ist vielmehr dauernden Schwankungen unterworfen. Diese werden um so stärker sein, je niedriger die Atmungsfrequenz, je kleiner die Atemlage und je größer das Atemzugsvolumen ist. Man wird daher für die obengenannte Formel nur dann mittlere Alveolarluftwerte verwenden dürfen, wenn die drei erwähnten Größen nicht stark von der Norm abweichen.

Der funktionelle Totraum — und damit konsekutiv die *Ökonomie* der Atmungstätigkeit — ändert in Abhängigkeit vom anatomischen Totraum, vom Atemzugsvolumen, von der Atmungsfrequenz, von der Atemlage und vom Atmungstypus. Ein „Normalwert" kann daher eigentlich nicht angegeben werden. Die verschiedenen Untersucher (Lit. 32, 36, 37, 86, 99, 117, 120, 128, 129, 174, 226, 230, 231, 232, 243, 292 u. a.) finden für den normalen erwachsenen Menschen funktionelle Totraumwerte zwischen 20 und 50% des Atemzugsvolumens. Fast alle Autoren sind sich einig darüber, daß der funktionelle Totraum mit steigendem Atemzugsvolumen größer wird. Daß aber überdies auch Abhängigkeiten von der Atmungsfrequenz, dem Atmungstypus usw. bestehen müssen, wurde unseres Wissens erstmals von FOWLER (Lit. 100) klar herausgearbeitet. Exakte Angaben hierüber liegen vor allem für das Kaninchen vor, wo auf Grund einer speziellen Methode (Lit. 266, 267) die in Frage kommenden Größen einzeln und unabhängig von den andern variiert werden konnten und damit ihre Bedeutung für den funktionellen Totraum erfaßt werden konnte. Danach nimmt der Totraum über einen großen Bereich direkt proportional dem Atemzugsvolumen zu. Erhöhung der Atemlage ließ den Totraum deutlich kleiner werden. Desgleichen führte auch eine Verlangsamung der Atmung zu einer Verkleinerung.

Reaktion auf Schleimhautreize.

Die beschriebenen Lungenvolumen- und Atemwiderstandsreflexe werden beide durch Lumenverengerungen der Atemwege erhalten; ihre reflexogenen Zonen aber sind weiter peripher zu suchen. Für die Lungenvolumenreflexe liegen sie vorwiegend in der Pleura visceralis (s. S. 29), für die Widerstandsreflexe in der quergestreiften Atmungsmuskulatur. Nun können aber außerdem auch in den Atemwegen selbst Atmungsreflexe entstehen. Die verantwortlichen Rezeptorenfelder liegen vor allem in der Schleimhaut. Die bekanntesten Beispiele sind der sogenannte KRATSCHMER-Reflex und der Hustenreflex.

* Andersartige Bestimmungsmethoden vide Lit. 31, 128, 249.

KRATSCHMER-Reflex.

1870 hat KRATSCHMER (Lit. 166) erstmals eingehend* darüber berichtet, daß reizende Stoffe von der Nasenschleimhaut aus reflektorisch zu Atmungshemmung führen können. Abb. 10 zeigt dieses Phänomen an einem narkotisierten Kaninchen, dem plötzlich an Stelle der normalen Luft eine mit NH_3 versetzte Luft angeboten wird. Die Hemmung besteht zunächst in einem exspiratorischen Atmungsstillstand. Wenn dann

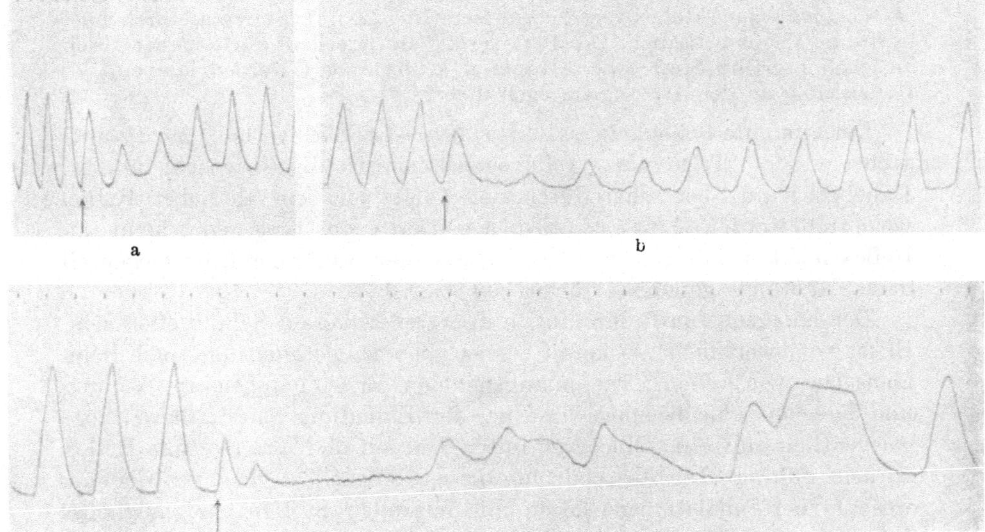

Abb. 10. KRATSCHMER-Reflex. Kaninchen in Urethannarkose; Atmung durch aufgesetzte Atemmaske. Registriert sind das Körperplethysmogramm (Ausschlag nach oben bedeutet Einatmung) und die Zeit in Sekunden. Bei ↑ wird der Einatmungsluft NH_3 zugesetzt. a) in Spuren, b) und c) in zunehmend steigenden Konzentrationen.

die mit der Atmungshemmung zwangsläufig sich entwickelnde Hyperkapnie einen gewissen Grad überschritten hat, wird die Hemmung durchbrochen und die Atmung kommt wieder in Gang. Sie zeigt dabei allerdings zunächst noch eine deutliche exspiratorische Betonung. Die Exspirationsphasen sind relativ lang; die Atemlage ist oft etwas verkleinert. Die Atmung ist flach und das Einatmen erfolgt nur langsam, gewissermaßen zögernd und vorsichtig. Allmählich klingen dann auch diese Effekte ab. Die Atmung ist dann gegenüber der Norm kaum mehr verändert, obwohl weiterhin nur NH_3haltige Luft angeboten wird. Man muß daher vermuten, daß die verantwortlichen Rezeptoren sich an den

* Nach Lit. 250 soll der Reflex an sich erstmals von HOLMGREN festgestellt worden sein!

Reiz adaptiert haben. Möglicherweise ist diese Adaptation allerdings nur eine scheinbare, indem die durch den Reiz gleichzeitig hervorgerufene Vermehrung der Schleimsekretion die Rezeptoren vor weiterer Reizeinwirkung schützen könnte.

Der Reflex äußert sich nun aber nicht nur in einer Hemmung der Tätigkeit der Brustkorb- und Zwerchfellmuskulatur, sondern er führt gleichzeitig auch zu Glottiskrampf und Bronchokonstriktion (Lit. 20, 250). Außerdem nimmt die Herzfrequenz ab, der Blutdruck sinkt; gelegentlich kann es sogar zu vollkommenem Herzstillstand kommen (Lit. 40). Diese Kreislaufreflexe dürften jedoch von den vorgenannten Atmungsreflexen unabhängig sein; sie scheinen eigene Reflexwege zu besitzen (Lit. 229). Ihr efferenter Schenkel dürfte im Vagus verlaufen. Der Reflexerfolg am Kreislauf dürfte daher durch anticholinergische Stoffe wie Atropin u. a. verhindert werden können, der Reflexerfolg an der Atmung dagegen nicht.

Der afferente Schenkel des KRATSCHMER-Reflexes verläuft zur Hauptsache mit dem Trigeminus; reflexogene Zone ist die Nasenschleimhaut. Daneben kann aber auch durch den Olfactorius ein ähnlicher Reflex vermittelt werden (Lit. 5, 6, 25 u. a.). Der Vagus hingegen scheint am Reflex nicht beteiligt zu sein (Lit. 5, 69); der Reflex kann im Gegenteil nach Vagotomie geradezu stärker sein (Lit. 127).

Der KRATSCHMER-Reflex dürfte in erster Linie ein Schutzreflex sein. Er ist — soweit bisher bekannt — bei allen Säugetieren und auch beim Menschen vorhanden. Die unangenehmen Erscheinungen an Atmung und Kreislauf, die beispielsweise bei der Einleitung einer Äthernarkose gelegentlich auftreten, sind zum guten Teil auf den KRATSCHMER-Reflex zurückzuführen. Die Ausschaltung dieses Reflexes ist einer der Gründe, weshalb bei Inhalationsnarkosen mit reizenden Stoffen eine möglichst frühzeitige Intubation erwünscht ist.

Der Reflex erlischt erst in sehr tiefen Narkosestadien vollständig. Es ist daher — entgegen gelegentlich geäußerten anderen Auffassungen — sehr wohl möglich, ihn am leicht narkotisierten Tier zu studieren. Im Gegenteil; wir würden meinen, daß er dort in reinerer Form erhalten werden kann, frei von allen möglichen psychischen Modifikationen.

Die angeblich gute Wirkung des in früheren Zeiten bei Ohnmachten u. dgl. gebrauchten „Riechfläschchens" kann — zum Teil wenigstens — mit dem KRATSCHMER-Reflex erklärt werden. Die dadurch hervorgerufene Atmungshemmung mußte jedenfalls zur Akkumulierung von Kohlensäure und diese hinwiederum zu verstärkter Erregung des Vasomotorenzentrums führen. Zum Teil allerdings kann die Wirksamkeit des besagten Fläschchens auch mit einem unspezifischen Reiz erklärt werden, der wohl ebensogut auch durch einen kräftigen Reiz an anderen Körperstellen hätte ersetzt werden können.

Hustenreflex.

Wenn irgendein Reiz die Schleimhaut der Atemwege weiter lungenwärts trifft, d. h. zum Beispiel an Pharynx, Larynx, Trachea oder Bronchien, so kann dadurch reflektorisch Husten ausgelöst werden. Eine besondere Spezifität des Reizes ist dazu nicht erforderlich; chemische, mechanische, thermische, elektrische usw. Reizung kann gleichermaßen effektiv sein (Lit. 81, 84, 87, 150, 164, 167, 168, 172, 202, 270 u. a.). Von den unterhalb der Stimmritze gelegenen Teilen der Atemwege ist der Reflex besonders leicht auslösbar; am empfindlichsten scheint die Gegend der Bifurcatio tracheae zu sein. Weiter lungenwärts nimmt die Empfindlichkeit rasch ab (Lit. 164, 172). Die Reizempfänger scheinen leicht zu adaptieren (Lit. 168), weshalb ein und derselbe Reiz von der gleichen Stelle aus nicht lange wirksam ist. Der afferente Schenkel des Reflexes verläuft zur Hauptsache mit dem Trigeminus, Glossopharyngeus oder Vagus (Lit. 81). Vor allem der Vagus scheint für den Husten wichtig zu sein (Lit. 164, 172, 199, 245). Freilich ist noch nicht abgeklärt, worin seine Bedeutung liegt. Er könnte zunächst einmal die Afferenzen von besonders empfindlichen Hustenreiz-Empfängern leiten. Nach neueren Untersuchungen (Lit. 59) ist aber wahrscheinlich, daß seine bedeutsame Rolle anderswie zu erklären ist. Darauf soll in einem besonderen Kapitel (S. 82ff.) eingegangen werden.

Der als „Niesen“ bezeichnete Atmungsreflex hat insofern eine gewisse Ähnlichkeit mit dem Husten, als er ebenfalls durch eine verstärkte Exspiration charakterisiert ist. Die Exspirationsluft folgt jedoch im Bereich der obersten Atemwege etwas anderen Bahnen. Die reflexogene Zone scheint vor allem in der Schleimhaut der äußeren Nase zu liegen. Die Afferenzen gehen mit dem Trigeminus.

Andere Reflexe.

Von der Schleimhaut der Atemwege sind nun aber außer dem Kratschmer- und dem Hustenreflex auch noch andere Atmungsreflexe auslösbar. Vor allem der Kehlkopf scheint reflexogene Zonen zu enthalten, und zwar besonders in seiner hinteren Wand (vide Lit. 250). Einzelne dieser Kehlkopfreflexe scheinen schon physiologischerweise an der Atmungsregulation beteiligt zu sein. Wenn man an Hunden, die im übrigen durch eine Trachealkanüle atmeten, von einer zweiten Kanüle aus einen Luftstrom mundwärts durch den Kehlkopf leitete, so wurden dadurch die Exspirationsphasen verkürzt; umgekehrt verkürzte ein trachealwärts geleiteter Luftstrom die Inspirationen (Lit. 253). Demnach bremsen sich Inspirationen und Exspirationen selber vermittels der durch den Kehlkopf ein- bzw. ausstreichenden Luft. Der afferente Schenkel dieses Reflexes verläuft wahrscheinlich im N. laryngeus sup., möglicherweise auch im Recurrens. Im Laryngeus sup. nämlich konnte mit derselben Versuchsanordnung am Kaninchen eine afferente Aktivität nachgewiesen werden, die bei mundwärts gerichtetem Luftstrom zu- und bei trachealwärts gerichtetem Luftstrom abnahm (Lit. 4). Die betreffende Aktivität sprach schon auf Luftstromstärken an, wie sie während der Normalatmung erreicht werden; ihre typischen Schwankungen waren denn auch bei normaler Mundatmung schon nachweisbar (Lit. 4). Inwiefern dieser Reflex tatsächlich für die Atmungsregulation bedeutsam ist, vermögen wir nicht zu sagen; wahrscheinlich aber spielt er neben dem im gleichen Sinne wirkenden HERING-BREUERschen Lungenvolumenreflex (s. S. 32) nur eine untergeordnete Rolle. Hingegen dürfte er bei großen Luftstromgeschwindigkeiten, wie beispielsweise beim Husten, zur Geltung kommen.

Eine andere afferente Aktivität im Laryngeus sup. ist von PETITPIERRE (Lit. 208) für das Kaninchen beschrieben worden. Sie tritt inspiratorisch auf, und zwar nur dann, wenn der Kehlkopf inspiratorisch gehoben wird, was nur bei starker Dyspnoe geschieht. Normalerweise besteht ja die inspiratorische Bewegung des Kehlkopfes in einem Tiefertreten, das seinerseits mechanisch — durch Trachealzug — verursacht sein soll (Lit. 197). Dann sollen im Recurrens Afferenzen verlaufen, die aus der Gegend der Glottis stammen und die — streng homolateral — proprioceptive Reflexe der Glottismuskulatur vermitteln (Lit. 225).

Schließlich müssen noch einige andere reflektorische Atmungsphänomene kurz erwähnt werden, die ebenfalls von den zuführenden Atemwegen ausgelöst werden können. Sie scheinen jedoch nicht in jedem Falle aufzutreten und sollen daher zunächst kommentarlos aufgezählt werden. So soll der über die Nasenschleimhaut streichende Luftstrom auf dem Wege über den afferenten Trigeminus und den efferenten Vagus zu einer reflektorischen Änderung der Lungenkontraktilität führen (Lit. 181). Durch Berühren der Rachenschleimhaut hat man gelegentlich eine Apneusis beseitigen können (Lit. 158), und nach Reizung der tieferen Atemwege mit Ammoniak hat man exspiratorische Betonung der Atmung (eventuell mit Stillstand in Exspirationsstellung) erhalten können (Lit. 69). Im übrigen wird von der Schleimhaut der tieferen Atemwege mehrheitlich eine Beschleunigung der Atmungsfrequenz erhalten. So führten reizende Gase, wie beispielsweise das Phosgen — das nach WHITTERIDGE (Lit. 284) nicht von Dehnungsrezeptoren aus wirken soll —, aber auch schon kleine Mengen von an sich nicht reizender Flüssigkeit (Lit. 125) reflektorisch zu Frequenzbeschleunigung, allerdings nur bei intaktem Vagus. Die Atemkohlensäure hingegen dürfte von den Atemwegen aus die Atmungstätigkeit nicht beeinflussen können (Lit. 201).

B. Lunge.

Wenn von Atmungsreflexen gesprochen werden soll, die von der Lunge ausgehen, so dürfte der N. Vagus im Mittelpunkt der Betrachtung stehen. Er ist der wichtigste sensorische Lungennerv. Daß er schon für die normale Atmungstätigkeit von großer Bedeutung sein muß, war schon lange bekannt, und zwar vor allem auf Grund der auffallenden Veränderungen, welche die Atmung durch Vagotomie erfährt. Wie LEGALLOIS (Lit. 173) schon 1812 festgestellt hat, wird durch Vagotomie die Atmungsfrequenz herabgesetzt und die Atmung vertieft. Die Wirkung der Vagotomie ist aber noch viel stärker, wenn zuvor der Hirnstamm im Bereiche des Pons quer durchschnitten wurde (s. S. 10). Die rhythmische Atmungstätigkeit kann unter diesen Bedingungen eventuell vollständig aufhören; es kann

— je nach der Lage des Hirnstammschnittes — zu anhaltendem Inspirationskrampf (Apneusis) oder aber umgekehrt zu exspiratorischem Atmungsstillstand kommen. Der Vagus muß demnach hier noch von wesentlich größerer Bedeutung sein als normalerweise. Aber nicht nur die Atmungstätigkeit, sondern auch die Lunge als anatomisches Organ kann durch Vagotomie tiefgreifende Veränderungen erfahren. Wir erinnern an die sogenannte „Vaguspneumonie", einen Zustand von Atelektase, Lungenödem und allgemeiner Hepatisation, der bei Kaninchen (Lit. 217), Meerschweinchen (Lit. 169) und anderen Tieren im Gefolge einer Vagotomie auftreten kann.

Allein auf Grund der Atmungsänderungen, die durch Vagotomie erhalten werden, kann man zunächst noch nichts Entscheidendes über die Art der Atmungsreflexe sagen, welche der Vagus möglicherweise vermittelt. Mit der Vagotomie werden ja nicht nur afferente, sondern gleichzeitig auch wichtige efferente Bahnen unterbrochen.

Der afferente Lungenvagus.

Qualität der afferenten Impulse.

Der afferente Vagus leitet nicht nur eine Art von Afferenzen, sondern verschiedene. Die Afferenzen, welche am häufigsten (Lit. 2) anzutreffen sind, stammen von sogenannten „*Dehnungsrezeptoren*". Die Dehnungsrezeptoren sind ihrem histologischen Aussehen nach nicht bekannt,

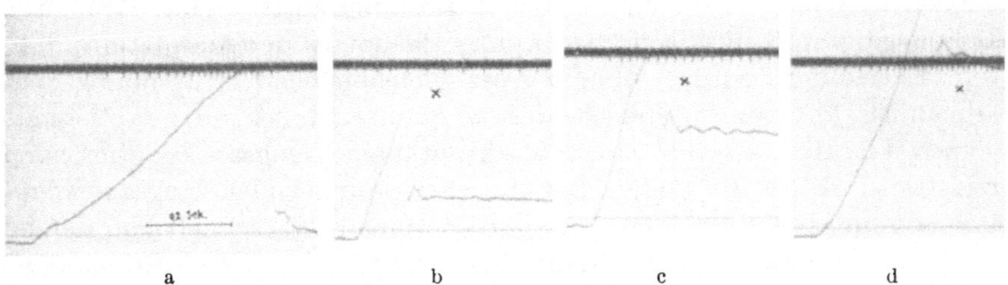

a b c d

Abb. 11*. Aktivität eines Dehnungsrezeptors. Kaninchen in Urethannarkose; künstliche Beatmung bei offenem Thorax. *DR* = Kathodenstrahloszillogramm einer isolierten, afferenten Vagusfaser, von einem Dehnungsrezeptor stammend. 11a = normaler Kolbenhub der Beatmungspumpe; 11b, c und d = stationäre Lungenfüllung mit $^1/_3$, $^2/_3$ und $^3/_3$ des Kolbenhubes.

* Aus Helv. Physiol. Acta, 5, 348 (1947).

sondern sind bisher ausschließlich an Hand ihrer afferenten Impulse charakterisiert worden. Man weiß aber auf Grund funktioneller Untersuchungen (Lit. 279), daß sie größtenteils in der Pleura visceralis oder doch sehr nahe unter derselben gelegen sind. Sie werden mit zunehmender Lungenentfaltung zunehmend stärker erregt. Ihre Erregung äußert sich in einer Zunahme ihrer Entladungsfrequenz (s. Abb. 11). Dem

Atmungszentrum werden deshalb von Seiten der Dehnungsrezeptoren desto mehr Impulse zugehen, je stärker die Lunge entfaltet ist. Die Leitungsgeschwindigkeit für diese Impulse liegt in der Größenordnung von 70 Metern pro Sekunde (Lit. 302). Die Gesamtheit der Dehnungsrezeptorenaktivitäten des afferenten Vagus spiegelt grosso modo die Größe des bestehenden Lungenvolumens wider. Die Dehnungsrezeptorenerregung kommt gleichermaßen zustande, ob die Lunge durch Blähen von den Atemwegen aus vergrößert wird oder durch Sog von der Pleura her, wie dies beim normalen Atmungsvorgang der Fall ist.

Die einzelnen Dehnungsrezeptoren zeigen nun aber bei einem gegebenen Lungenvolumen nicht etwa alle die gleiche Entladungsfrequenz. Zur Erklärung kommen verschiedene Gründe in Frage. Zunächst einmal ist die Lunge nicht in allen ihren Teilen gleichmäßig entfaltet, einzelne Partien können während des Atmungsvorganges verschieden starke Volumenänderungen durchmachen (Lit. 101, 144 u. a.). Die Dehnungsrezeptoren können daher schon je nach ihrer anatomischen Lage verschieden stark gedehnt sein. Dann können die einzelnen Rezeptoren verschieden dehnungsempfindlich sein (Lit. 2 u. a.); sie können verschiedene Schwellenwerte, verschiedene Erregungsmaxima oder andere Verschiedenheiten haben. Außerdem ist die Dehnungsempfindlichkeit ein und desselben Dehnungsrezeptors auch an sich keine konstante Größe. Sie kann durch verschiedene Einflüsse verändert werden (Lit. 278). Die Veränderung kann gelegentlich sogar so weit gehen, daß an Stelle der gewohnten Aktivitätszunahme während des Einatmungsvorganges gerade umgekehrt eine solche während der Ausatmung auftritt (Lit. 278). Alle Dehnungsrezeptoren zeigen überdies das Phänomen der Adaptation; d. h. ihre Entladungsfrequenz nimmt trotz gleichbleibendem Dehnungsgrad allmählich ab. Man unterscheidet langsam und schnell adaptierende Typen (Lit. 162). In Abb. 11 ist die Aktivität eines langsam adaptierenden registriert. Etwa 70% aller Dehnungsrezeptoren sollen langsam adaptierend sein. Die übrigen 30% adaptieren schnell. Als schnell adaptierend wird ein Dehnungsrezeptor dann bezeichnet, wenn seine Entladungsfrequenz trotz gleichbleibendem Dehnungsgrad innerhalb von 2 Sekunden um 80% abnimmt.

Durch die Dehnungsrezeptorenaktivität des afferenten Vagus in toto erhält das Atmungszentrum Meldung über den jeweiligen Entfaltungsgrad der Lunge. An dieser Meldung dürfte wohl weniger das Absolute wichtig sein, sondern mehr die fortwährende Änderung während der rhythmischen Atmungstätigkeit. Gegen die Bedeutung des Absoluten sprechen die dauernd möglichen Schwankungen der Dehnungsempfindlichkeit und die Adaptationsfähigkeit der Rezeptoren. Tatsächlich sprechen auch verschiedene Experimente dafür, daß das Atmungszentrum weniger auf die absolute Größe der Atemlage reagiert, als auf die Art und Weise, wie die Lunge seiner Inspirations- und Exspirationstätigkeit tatsächlich folgt (s. S. 31 u. a.).

Der afferente Vagus führt nun aber außer den Dehnungsrezeptorenerregungen auch noch andere Afferenzen. Darunter wären in erster Linie die sogenannten Entblähungsafferenzen zu nennen (Lit. 2). Die Fasern, welche diese Aktivität führen, sind bei normaler Atmungstätigkeit inaktiv; die zugehörigen Rezeptionsorgane befinden sich offenbar in Ruhe. Sie werden erst in Erregung versetzt, wenn die Lungen forciert entbläht werden, beispielsweise durch künstliches Absaugen von Luft aus den Atemwegen. Ein Spontankollaps der Lungen genügt nicht zu ihrer Erregung. Die Aktivität dieser Afferenzen zeigt meistens herzsynchrone Schwankungen (Lit. 2, 283, 285 u. a.). Sie soll mit einer Geschwindigkeit von etwa 20 Metern pro Sekunde zum Zentrum geleitet werden (Lit. 302).

Außerdem enthält der afferente Vagus noch mindestens zwei weitere Fasertypen, in allerdings wesentlich geringerer Zahl. Es handelt sich einmal um solche, die dauernd aktiv sind, dabei aber weder herz- noch atmungssynchrone Schwankungen zeigen. Sie sollen hauptsächlich aus der Trachea stammen (Lit. 2). Bei den zweiten handelt es sich um solche, die herzsynchrone Entladungen zeigen vom Typus der Depressoraktivität, d. h. systolische Aktionszunahme und diastolische Grundaktivität, letztere mit der Höhe des Blutdrucks ändernd. Zum Teil dürfte es sich dabei wirklich um aberrierte Depressorfasern handeln (Lit. 2, 22, 154), d. h. um Fasern, die von der Wand des Arcus aortae kommen.

Atmungswirkungen des afferenten Vagus.

Nachdem im vorstehenden Kapitel die Qualität der afferenten Vagusimpulse und zum Teil auch die adäquaten Reize für dieselben beschrieben worden sind, stellt sich als nächstes die Frage nach den Atmungswirkungen, die durch diese Impulse hervorgerufen werden können.

Blähung und Entblähung der Lungen.

Zur Prüfung von möglichen Atmungswirkungen des afferenten Vagus wurde vielfach so vorgegangen, daß man durch zusätzliches Einblasen oder Absaugen von Luft das Volumen der Lungen über die Norm hinaus künstlich vergrößerte oder verkleinerte. Der Leitgedanke bestand darin, die bei der Normalatmung vorkommenden Lungenvolumenschwankungen zu verstärken und damit Effekte, welche durch diese Schwankungen verursacht werden mögen, entsprechend verstärkt hervorzubringen. Breuer in Herings Laboratorium einerseits (Lit. 39) und Hess (Lit. 133) anderseits sind mit dieser Methode zu ihren vielfach als klassisch bezeichneten Anschauungen gekommen.

Hering und Breuer haben festgestellt, daß bei Blähung der Lungen die Atmung sistiert, daß bei Entblähung aber die Inspirationen sofort wieder in Gang kommen. Auf Grund dieser Ergebnisse haben sie ihre bekannte Theorie von der „Selbststeuerung der Atmung" aufgestellt. Danach sollte das während der Inspiration sich zunehmend vergrößernde Lungenvolumen von einer gewissen Größe an über den Vagus einen zentralen Mechanismus betätigen, der die Atmung auf Exspiration umschalten sollte. Die während der Exspiration sich zunehmend verkleinernde Lunge dagegen sollte von einem gewissen Volumen an umgekehrt die Atmung wieder auf Inspiration umschalten usw. Die rhythmischen Volumenschwankungen der Lunge könnten nach dieser Theorie etwa mit der Bewegung eines Pendels verglichen werden, welches an einem äußern Anschlag immer wieder einen Impuls im entgegengesetzten Sinne erhält. Die Rhythmizität der Atmung wäre ein reines Reflexphänomen.

Hess demgegenüber hat zwar die experimentellen Befunde von Hering und Breuer bestätigen können, hat ihnen aber auf Grund einer weiteren, zusätzlichen Beobachtung eine ganz andere Deutung gegeben:

Hess hat seine Versuche in sogenannter Vagusapnoe durchgeführt. Es handelt sich dabei um einen Zustand, bei welchem das Atmungszentrum spontan zwar nicht mehr rhythmisch tätig ist, in welchem es aber auf starke künstliche Vagusreize noch anspricht. Der Zustand der Vagusapnoe wird als Übergangsstadium durchlaufen, wenn man durch künstliche Überventilierung zu chemischer Apnoe und vollständiger Reaktionslosigkeit des Atmungszentrums auf Afferenzen zu gelangen sucht. Es ist nun aber nicht so, daß die Vagusapnoe allein eine Folge der Blutbeschaffenheit wäre, etwa in dem Sinne, daß beispielsweise über einer gewissen CO_2-Spannung Spontanatmung, unterhalb einer gewissen CO_2-Spannung chemische Apnoe, und in einem zwischendrin liegenden Bereich Vagusapnoe bestehen würde. Vielmehr scheinen am Zustandekommen einer Vagusapnoe auch Vagusafferenzen selbst irgendwie beteiligt zu sein, in einer im übrigen noch nicht genau bekannten Art und Weise. Es gibt z. B. immer wieder Fälle, wo trotz forcierter Überventilation mit Luft ein Tier zwar wohl ins Stadium der Vagusapnoe, nicht aber darüber hinaus in das der vollständigen Apnoe gebracht werden kann. Wenn man in solchen Situationen nun aber den Kolbenhub oder die Frequenz der Beatmungsmaschine ändert, so gelingt es — ohne daß man die Gesamtventilation zu vergrößern braucht — oft plötzlich überraschend leicht, das Tier aus der Vagusapnoe heraus und in die vollständige Apnoe zu bringen. Im Sinne einer Beteiligung von Vagusafferenzen müssen dann wohl auch die Befunde verstanden werden, wonach eventuell auch eine künstliche Überventilation mit Luft, die CO_2-reicher ist als die Alveolarluft, zu Apnoe führen kann (Lit. 187).

Hess konnte an seinen Versuchstieren (Kaninchen), die er in Vagusapnoe hielt und bei weit geöffnetem Thorax beobachtete, feststellen, daß bei Lungenblähung das Zwerchfell höher stieg, bei Entblähung dagegen tiefer trat. Die Reaktion war vagusabhängig. Sie wurde von Hess als das erkannt, als was sie sich später bei Beurteilung des Phrenicusaktionsstromes dann auch tatsächlich erwiesen hat (Lit. 136), nämlich als *reflektorisch vom Lungenvolumen gesteuerte Tonisierung des Zwerchfells.* Bei großem Lungenvolumen ist der Zwerchfelltonus gering; das schlaffe Zwerchfell wird in den Brustraum hineingezogen. Bei kleinem Lungenvolumen ist der Zwerchfelltonus groß; die Zwerchfellkuppen sind abgeflacht und stehen tiefer. HESS hat diese Tonusänderungen des Zwerchfells als für den Wechsel zwischen Inspiration und Exspiration wichtig angesehen. Nach ihm soll die Exspirationsbewegung durch die zwangsläufig damit verbundene Zunahme des Zwerchfelltonus ihr Ende finden, während umgekehrt die Inspirationsbewegung durch die zunehmende Tonusverminderung zum Stillstand käme. Er hat seine Auffassung als sogenannte „tonische Atmungssteuerung" der „kinetischen" von HERING und BREUER gegenübergestellt. Zu ihrer Stützung hat er außerdem darauf hingewiesen, daß bei Blähung der Lunge die Atmungsfrequenz ab- und bei Entblähung umgekehrt zunehme, was mit dem Tonuszustand des Zwerchfells in gutem Einklang stehe. Ein stark tonisiertes Zwerchfell kann nur kleine Exkursionen machen; daher muß die Frequenz für eine gegebene Ventilationsgröße entsprechend höher sein und vice versa.

In Abb. 12 sind die Verhältnisse an Hand eines Beispiels dargestellt. In 12a erkennt man sehr deutlich, wie die Lungenblähung das Verhältnis der Dauer der exspiratorischen Phase zur Inspirationsdauer verändert; das Phasenverhältnis wird zugunsten der Exspiration verschoben, die Exspiration wird *relativ länger.* Die Atmungsfrequenz ist — vorwiegend als Folge der langen Exspirationsphasen — verlangsamt. Was nun die Tonisierung des Zwerchfells betrifft, so ist in der Abbildung zu erkennen, wie das Elektromyogramm des Zwerchfells normalerweise während der exspiratorischen Phasen nicht vollständig ruhig ist; es sind gewisse Impulse vorhanden, welche für die Tonisierung des Zwerchfells verantwortlich sein sollen. Diese tonisierenden Impulse sind bei geblähten Lungen deutlich vermindert. Beim Entblähen (Abb. 12b) sind die Veränderungen grosso modo gegengleich: Das heißt, das Verhältnis der Inspirationsdauer zur Dauer der exspiratorischen Phase ist zugunsten der Inspiration verschoben; die Atmungsfrequenz ist leicht beschleunigt; der während der Exspirationsphase vorhandene Tonus des Zwerchfells ist erhöht. Zusammenfassend kann man sagen, daß im Falle der Blähung der Atmungstypus exspiratorisch betont ist, im Falle der Entblähung dagegen inspiratorisch.

Die vorstehend beschriebenen Reaktionen dürften, soweit sie die Blähung betreffen, ausschließlich durch Dehnungsrezeptorenafferenzen verursacht sein, und zwar vor allem durch die langsam adaptierenden (Lit. 162); für die Entblähungsreaktionen ist dasselbe anzunehmen, mit Ausnahme der Frequenzbeschleunigung. Diese soll durch andere Afferenzen hervorgerufen sein (Lit. 123), am ehesten wohl durch die auf S. 31 erwähnten Kollapsafferenzen.

Wenn man an Hand des Aktionsstrombildes des Zwerchfells oder auch des N. phrenicus (s. S. 9) Inspiration von Exspiration unterscheiden will, so ist eine gewisse Präzisierung erforderlich. Die Inspiration ist meistens leicht erkennbar und ohne weiteres abzugrenzen. Sie ist durch eine Impulssalve charakterisiert, bei welcher die Impulse in den einzelnen Phrenicusneuronen

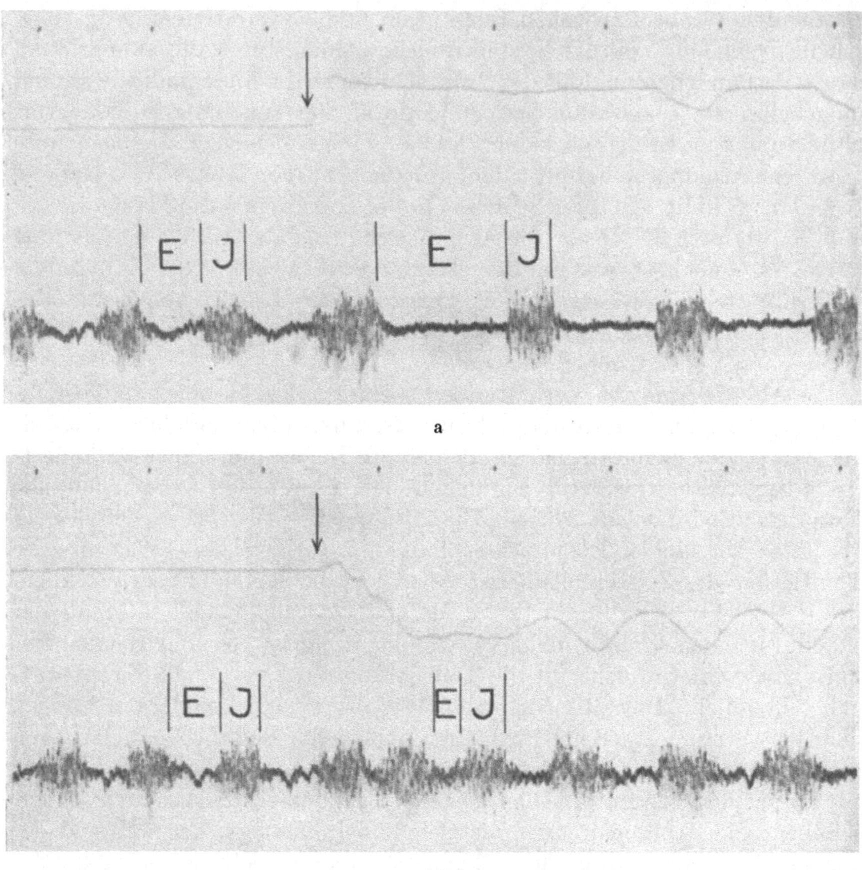

Abb. 12. Veränderung der zentralen Atmungstätigkeit durch Lungenblähung und Entblähung. Kaninchen in Urethannarkose. Registriert sind das Elektromyogramm des Zwerchfells (*Zw*), der Trachealinnendruck (*Tr*) und die Zeitmarkierung in Sekunden (Sek). In 12a werden bei ↓ die Lungen etwas gebläht und in diesem Zustande festgehalten (siehe Trachealinnendruck); in 12b wird entsprechend Luft aus den Lungen abgesogen.

mehr oder weniger ausgeprägt die Zeichen der zentralen Synchronisation erkennen lassen, die im bulbären Koordinationszentrum erfolgt ist. Je tiefer die Inspirationen sind, desto besser ist im allgemeinen die Synchronisierung. Die exspiratorische Phase demgegenüber ist charakterisiert durch das Abklingen der inspiratorischen Impulssalve — das bei Normalatmung nicht etwa abrupt erfolgt — und durch das Vorhandensein der weniger frequenten, nicht synchronisierten, tonisierenden Impulse. Schließlich können auch diese asynchronen Impulse vollständig verschwinden, wie z. B. bei Kohlensäureanhäufung, bei großem Lungenvolumen u. a. m. Dann herrscht in Phrenicus und Zwerchfell vollständige Aktionsruhe. Der periphere Atmungsapparat befindet sich in diesem Moment in vollständiger exspiratorischer Ruhelage. Man könnte demnach am einzelnen Atemzug auch drei Phasen unterscheiden, nämlich eine Inspiration, einen Ausatmungsvorgang und einen Atmungsstillstand. Eine solche Unterscheidung hätte aber hier, wo es sich um die Beurteilung reflektorischer Phänomene, also um die Reaktion des Atmungs*zentrums* handelt, nur dann einen Sinn, wenn Inspiration und Exspiration zentral als zwar gegengleich, im übrigen aber einander gleichwertige Vorgänge nebeneinander bestünden. Dies ist nun aber nicht der Fall. Bei der normalen Ruheatmung vieler Laboratoriumstiere* (wie Kaninchen, Meerschweinchen, Katzen) und vor allem auch beim Menschen (Lit. 228) ist nur die Inspiration aktiv; die Exspiration erfolgt passiv durch die elastischen Kräfte des Thorax (s. S. 83). Das Atmungszentrum ist also vorwiegend nur inspiratorisch tätig. Exspiration bedeutet normalerweise einfach Inspirationspause. Daher darf für unsere Betrachtung zunächst der *Ausatmungsvorgang und ein allfälliger Atmungsstillstand in expiratorischer Ruhelage unter dem Begriff der exspiratorischen Phase zusammengefaßt werden.* Damit soll nicht in Abrede gestellt sein, daß gelegentlich aktive exspiratorische Kräfte betätigt werden können; es ist jedoch bisher nichts bekannt, das nahelegen würde, daß in solchen Fällen regulatorische Phänomene sich vorwiegend an den exspiratorischen Kräften geltend machen würden. Die Inspiration scheint vielmehr auch dann noch führend zu sein.

Selektive Blockierung und selektive Erregung des afferenten Vagus.

Die vorgenannten Verfahren der Lungenblähung und Entblähung zielten darauf ab, durch Verstärkung der adäquaten Reize eine entsprechende Verstärkung der normalerweise schon tätigen Reflexe zu bekommen. Man kann die Reflexe nun aber auch verändern, indem man die afferente Leitung, d. h. den N. Vagus selbst, in geeigneter Weise beeinflußt. Es sind vor allem zwei methodische Varianten, die diesbezüglich unser Wissen bereichert haben. Nach der einen wurde versucht, am intakten Nervenstamm die Weiterleitung einzelner Impulsqualitäten zu hemmen, während andere ungehindert passieren sollten. Nach der andern Variante wurde versucht, am zentralen Stumpf des durchschnittenen Vagus durch selektive Reizung einzelne Impulsqualitäten nachzuahmen.

Die Methode der *selektiven Blockierung* von afferenten Vagusfasern wurde vor allem von Hammouda und Wilson (Lit. 122) angewendet. Bei lokaler Abkühlung des Vagusstammes von Hunden und Kaninchen soll von zirka 8° an der exspirationsverlängernde, atmungsverlangsamende Effekt des großen Lungenvolumens verlorengehen, währenddem die

* Bisher ist einzig für den Hund (Lit. 108, 221 u. a.) eine gleichermaßen aktive Inspiration und Exspiration akzeptiert worden; doch auch daran bestehen neuerdings begründete Zweifel (Lit. 27).

Frequenzbeschleunigung auf Entblähung noch bis gegen 0° hinunter persistieren soll. Dies soll nach den Verff. darauf zurückzuführen sein, daß die Dehnungsrezeptorenafferenzen von 8° an nicht mehr geleitet werden, währenddem die Kollapsafferenzen noch bis gegen 0° passieren könnten. PARTRIDGE (Lit. 207) hat diese Ergebnisse insofern bestätigen können, als auch nach ihr die Leitung der Dehnungsrezeptorenafferenzen von zirka 8° an deutlich gehemmt ist, während gleichzeitig andere afferente Vagusfasern — die ihrer Meinung nach allerdings keine Kollapsafferenzen leiten sollen (vide Kontroverse Lit. 123) — tatsächlich leitfähig bleiben.

Auch mit der Methode der *selektiven Reizung* des afferenten Vagus sind Ergebnisse erhalten worden, die mit den bisher dargelegten Auffassungen sehr schön übereinstimmen. RICE (Lit. 218) und dann vor allem auch WYSS (Lit. 299) haben an Kaninchen feststellen können, daß die Atmungswirkung einer elektrischen Reizung des afferenten Vagus in erster Linie von der Reiz*frequenz* abhängig ist. Hohe Frequenzen verursachen exspiratorische Effekte, wie z. B. relative Verlängerung der exspiratorischen Phase, Abnahme der Atmungsfrequenz, Verminderung des Zwerchfelltonus. Niedrige Frequenzen demgegenüber führen zu einer inspiratorischen Betonung der Atmung, d. h. zu relativer Verlängerung der inspiratorischen Phase, zu Frequenzbeschleunigung, zu Erhöhung des Zwerchfelltonus. Die Trennfrequenz für den Umschlag ist nicht scharf begrenzt; sie liegt im Bereich von zirka 20 bis 50 Hertz. Frequenzen unter 20 Hertz wirken in inspiratorischem, Frequenzen über 50 Hertz in exspiratorischem Sinne. Der Trennbereich kann etwas höher oder etwas niedriger liegen, je nach der Art des verwendeten Narkotikums (Lit. 203).

Die Feststellung, daß für die Atmungseffekte einer afferenten Vagusreizung eine Trennfrequenz existiert, erhält erhöhte Bedeutung, wenn man sich vergegenwärtigt, daß auch für das Lungenvolumen eine ganz bestimmte Größe gefunden werden kann, bei welcher sein Einfluß weder als typisch inspiratorisch noch als typisch exspiratorisch bezeichnet werden kann. Man hat von „Vagus-Nullage" (Lit. 35) oder „vagaler Mittellage" gesprochen. Bei Spontanatmung liegt sie immer irgendwo zwischen exspiratorischer Atemruhelage und inspiratorischer Endlage. Ihre genaue Position innerhalb dieses Bereiches ist verschieden je nach der Tierspezies (s. S. 39); sie ist außerdem auch durch Pharmaka zu beeinflussen (s. S. 42). Sie ändert beispielsweise gerade auch in Abhängigkeit von der Art des verwendeten Narkoticums (Lit. 45). Je mehr die Lunge unter die Vagusnullage verkleinert wird, um so stärker werden die Reflexe, welche die Atmung im Sinne der obengenannten inspiratorischen Betonung verändern; je mehr sie über die Vagusnullage hinaus vergrößert wird, um so stärker wird die reflektorische exspiratorische Betonung.

Wir haben an anderer Stelle (s. S. 30) darauf hingewiesen, daß bei einem gegebenen Lungenvolumen die Entladungsfrequenzen der einzelnen Dehnungsrezeptoren sehr verschieden sein können je nach ihrer Lage und Dehnungsempfindlichkeit. Die Dehnungsrezeptoren werden daher auch von der vagalen Mittellage aus keineswegs mit einer einheitlichen Frequenz auf das Atmungszentrum einwirken. Man wird daher zunächst annehmen müssen, daß sich inspiratorisch aktivierende und exspiratorisch aktivierende Frequenzen in diesem Moment etwa die Wage halten. Außerdem aber wäre denkbar, daß die Impulse der einzelnen Dehnungsrezeptoren zentral auch gegenseitig irradiieren könnten, wodurch die Frequenzen, welche letzten Endes auf das Atmungszentrum einwirken, eine gewisse Vereinheitlichung erfahren könnten. In diesem Sinne sprechen jedenfalls gewisse Versuche von Plattner (Lit. 215) und von Wyss (Lit. 300). Diese Autoren haben die zentralen Stümpfe beider Vagi gleichzeitig elektrisch gereizt. Erfolgte die Reizung synchron und beispielsweise mit einer Frequenz von 30 Hertz, so trat der erwartete inspiratorische Effekt auf. Erfolgte die Reizung aber alternierend bei im übrigen gleicher Frequenz, so kam es zum exspiratorischen Effekt. Es macht den Anschein, als ob zweimal 30 zentral 60 ergeben hätte!

Wenn in den vorstehenden Kapiteln ausgeführt wurde, daß die Lungenvolumenreflexe die Atmung desto mehr in inspiratorischem Sinne verändern, je weiter sich die Lunge unter der vagalen Mittellage befindet und vice versa, so ist das Quantitative dieser Reaktion zunächst durch die Impulsfrequenz der Dehnungsrezeptoren bestimmt. Der Grad der Veränderung hängt außerdem aber auch von der Anzahl der funktionierenden Dehnungsrezeptoren ab. Wenn man diese experimentell verringert — beispielsweise durch partielle Durchtrennung des Vagus (Lit. 255) — dann wird die Wirkung der Lungenvolumenreflexe schwächer.

Verschluß der Atemwege.

Eine weitere Methode, die wesentlich dazu beigetragen hat, die vom afferenten Vagus verursachten Atmungseffekte zu erkennen und zu charakterisieren, besteht darin, die Atemwege für kurze Zeit zu verschließen. Im Tierexperiment wird dazu zwecks größerer Einfachheit und Sicherheit im allgemeinen zuerst tracheotomiert; der Verschluß wird an der Trachealkanüle vorgenommen. Die erhaltenen Reaktionen sind deshalb im allgemeinen unter der Bezeichnung Trachealverschluß-Reaktionen bekannt (s. S. 19). Bei Berücksichtigung bestimmter Kautelen aber sind sie gleichermaßen auch durch Verschluß an einer Atemmaske zu erhalten (vide Lit. 228). Die Methode ist auf S. 19ff. bereits besprochen worden. Sie besteht — kurz zusammengefaßt — darin, daß während des normalen Atmungsvorganges die Atemwege plötzlich und vollständig verschlossen werden und mindestens so lange verschlossen bleiben, bis der nächste Phasenwechsel erfolgt. Das Verfahren hat gegenüber der Methode des Blähens und Entblähens — bei der die Atemwege ja auch verschlossen sein müssen — den prinzipiellen Vorteil, daß es sich in einem physiologischen Lungenvolumenbereich abspielt, nämlich demjenigen, der von der Normalatmung bestrichen wird. Ist das durch den Verschluß festgehaltene Lungenvolumen groß, d. h. erfolgte der Verschluß auf der Höhe der

Inspiration, so wird die exspiratorische Phase verlängert, der exspiratorische Resttonus des Zwerchfells nimmt ab; ist es klein, d. h. erfolgte der Verschluß in exspiratorischer Atemruhelage, so wird die Inspiration verlängert und der Zwerchfelltonus nimmt zu. Es passiert also zunächst dasselbe wie beim Blähen und Entblähen, freilich in etwas geringerem Ausmaß. Prinzipielle Unterschiede bestehen nur hinsichtlich der Atmungsfrequenz (vgl. Abb. 9 mit Abb. 12b). Wenn man den Trachealverschluß persistieren läßt (s. beispielsweise Abb. 9), so erkennt man, daß beim großen *und* beim kleinen Lungenvolumen die Atmungsfrequenz abnimmt. Man vermißt überdies auch die beim Absaugen oft vorhandene Unregelmäßigkeit der Atemzugsfolge. Die Erklärung für diesen Unterschied dürfte darin zu suchen sein, daß bei Trachealverschluß in exspiratorischer Ruhelage noch keine Kollapsafferenzen erregt werden und daß daher der reine phasenverlängernde Effekt der Dehnungsrezeptoren manifest wird. Dieser muß sekundär zu einer Verminderung der Atmungsfrequenz führen. Wir hätten damit einen indirekten Beweis für die Ansicht, wonach tatsächlich die Dehnungsrezeptoren für die Phaseneffekte verantwortlich sind. Die Richtigkeit dieser Ansicht ist neuerdings durch eine besondere Versuchsanordnung sichergestellt worden (Lit. 170).

Aus Abb. 8 ist ersichtlich, daß beim Kaninchen die exspiratorische Phase durch einen Trachealverschluß auf der Höhe der Inspiration etwa gleich stark verlängert wird wie die inspiratorische Phase durch einen Trachealverschluß in exspiratorischer Atemruhelage. Die Dauer der Verschlußexspiration beträgt 242%, die der Verschlußinspiration 290% der normalen Exspiration bzw. Inspiration. Die Verhältnisse können aber ändern, wenn man ein anderes Narkotikum verwendet. Wenn man die Kaninchen z. B. — anstatt mit Äther — mit Dial (Diallylbarbitursäure) narkotisiert, so betragen die Werte für die Verschlußexspiration 450% und für die Verschlußinspiration 180% (Lit. 45). Die Werte sind aber insbesondere auch verschieden je nach der Tierspezies. Die nachstehende Tabelle 1 (Lit. 56) zeigt eine diesbezügliche Zusammenstellung. Da alle Werte in Äthernarkose erhalten wurden, sind sie unter sich ohne weiteres vergleichbar. Man erkennt sowohl in quantitativer Hinsicht als auch in der gegenseitigen qualitativen Relation deutliche Unterschiede. Der Lungenvolumen effekt ist qualitativ am stärksten beim Meerschweinchen und bei der Ratte. Während er sich jedoch beim Meerschweinchen an der inspiratorischen und an der exspiratorischen Phase etwa gleich auswirkt, überwiegt bei der Ratte deutlich der Einfluß auf die exspiratorische Phase. Man sagt daher wohl auch, die Ratte sei vagal vorwiegend exspiratorisch gesteuert. Die Katze demgegenüber ist vorwiegend inspiratorisch gesteuert (s. auch Lit. 273). Beim Menschen ist die vagale Steuerung an sich relativ schwach; sie ist überwiegend exspiratorisch. Von den bekannteren Laboratoriumstieren verhält sich die Maus diesbezüglich dem Menschen am ähnlichsten.

Die Position der vagalen Mittellage kann auf Grund des Kurvenverlaufes in Abb. 8 und der Werte in Tabelle 1 approximativ geschätzt werden: Sie liegt beim Kaninchen etwa in der Mitte zwischen der exspiratorischen Atemruhelage und der inspiratorischen Endlage (*M* in Abb. 8). Bei der Katze liegt sie sicher oberhalb, bei der Ratte deutlich unterhalb der Mitte. Das aber heißt, daß z. B. bei der Katze der größere Teil des von der spontanen Atmungstätigkeit bestrichenen Lungenvolumenbereiches inspiratorisch aktivierende Reflexe verursacht; die Atmung der Katze ist vagal vorwiegend inspiratorisch gesteuert. Bei der Ratte z. B. ist es gerade umgekehrt.

Tabelle 1. Vagale Atmungssteuerung (Vollnarkose mit Äther). Dauer der Inspiration bei Trachealverschluß in Atemruhelage und der Exspiration bei Trachealverschluß auf der Höhe der Einatmung, ausgedrückt in Prozenten der entsprechenden Normalphase.

	Inspiration %	Exspiration %
Mensch	120	152
Katze	308	161
Kaninchen	290	252
Meerschweinchen	532	439
Ratte	172	511
Maus	131	187

Die in Tabelle 1 aufgeführten Tierarten atmen — auf das Kilogramm Körpergewicht berechnet — alle etwa auf der gleichen Atemlage (Lit. 56). Wenn sie trotzdem in ihrer vagalen Atmungssteuerung so stark voneinander verschieden sind, so zeigt das wiederum, daß die Vagusreflexe mit der absoluten Größe der Atemlage nicht viel zu tun haben. Wenn man dagegen bei ein und derselben Tierart die vagale Atmungssteuerung pharmakodynamisch verändert, so hat das auf die Atemlage einen gewissen Einfluß. Sie wird z. B. etwas kleiner, wenn man durch Barbiturate oder durch Morphin die vagale Atmungssteuerung exspiratorischer gestaltet (Lit. 45, 194).

Atemlage.

Wenn im vorstehenden von der Atemlage gesprochen wurde, so wurden gleich auch gewisse präzisierende Attribute verwendet, wie exspiratorische Atemruhelage, inspiratorische Endlage usw. Die Atemlage im allgemeinen ist derjenige Lungenvolumenbereich, in welchem sich die Spontanatmung abspielt. Meistens wird indessen nicht der Bereich als solcher angegeben, sondern die *exspiratorische Atemruhelage*, auf welche sich die einzelnen Atemzüge aufsetzen. Gelegentlich wird auch die sogenannte „Atemmittellage“ angegeben, d. h. die Mitte zwischen exspiratorischer Atemruhelage und inspiratorischer Endlage. Der Begriff der Atemmittellage ist an sich selbstverständlich ebensogut brauchbar wie derjenige der exspiratorischen Atemruhelage. Der Name kann jedoch zu falschen funktionellen Vorstellungen führen insofern, als man dabei an eine Gleichgewichtslage denken könnte, um welche Inspiration und Exspiration etwa hin und her pendeln würden, eine Vorstellung, die indessen die tatsächlichen regulatorischen Vorgänge entstellt. Die „vagale Mittellage“ würde einer solchen Vorstellung schon wesentlich besser gerecht werden.

Die Bestimmung der Atemlage kann nach verschiedenen Prinzipien durchgeführt werden. Sehr exakt und auch für klinische Zwecke brauchbar sind
die auf GAD (Lit. 103) zurückgehende pneumatometrische Methode (Lit. 47),
die Stickstoffeliminationsmethode (Lit. 33 u. a.), und
die Methoden, bei welchen ein zugesetztes inertes Gas, wie beispielsweise Wasserstoff (Lit. 251 u. a.) oder Helium (Lit. 195 u. a.) mit der Lungenluft zu vollständiger Mischung gebracht wird.

Außerdem wurden gelegentlich auch noch andere Methoden verwendet, die auf etwas anderen Prinzipien beruhen (Lit. 211 u. a.; 291), bei denen jedoch die erhaltenen Werte in einem nur schwer kontrollierbaren Maße teils vom Willen der Versuchsperson, teils von autonomen Reflexen abhängig sind; sie dürften daher nur mit gewissen Vorbehalten verläßliche Werte ergeben.

Die exspiratorische Atemruhelage zeigt für Mäuse, Ratten, Meerschweinchen, Kaninchen, Katzen und auch für Menschen eine etwa gleiche Relation zum Körpergewicht (Lit. 56). Der Relation kommt für den Gasaustausch wahrscheinlich eine prinzipielle Bedeutung zu. Wir möchten in diesem Zusammenhang daran erinnern, daß beispielsweise der funktionelle Totraum mit zunehmender Atemlage abnimmt (s. S. 24), und daß auch der Widerstand im Lungenkreislauf innerhalb eines großen Bereiches mit zunehmender Lungenentfaltung abnimmt (Lit. vide 149, 274) u. a. m.

Beim Menschen dürfte die Lunge in exspiratorischer *Atemruhelage* normalerweise etwa 2,5 Liter Luft enthalten (Lit. 33, 64, 216, 233 u. a.). Sie wird größer bei Sauerstoffmangel (Lit. 210, 271, 272), bei körperlicher Arbeit (Lit. 271) und bei Stenosen (s. S. 22), kleiner dagegen bei Kohlensäureanhäufung. Die Atemmittellage dagegen (= exspiratorische Atemruhelage + ein halbes Atemzugsvolumen) wird auch bei Kohlensäureanhäufung größer, weil dort die Vertiefung der einzelnen Atemzüge die Verminderung der exspiratorischen Atemruhelage um mehr als das Doppelte übertrifft (s. Abb. 6 c).

Die sogenannte physikalische Atmungssteuerung durch den afferenten Vagus.

Die Atmungstätigkeit, wie sie sich normalerweise präsentiert, ist stark durch den Vagus geformt. Dies muß daraus geschlossen werden, daß die Atmung durch Vagotomie deutliche Änderungen erfährt. Qualität und Ausmaß dieser Änderungen hängen davon ab, wie die vorbestandene Modulation durch den Vagus gerade beschaffen war. Normalerweise resultiert aus der Vagotomie eine Verlangsamung der Atmungsfrequenz und eine Vertiefung der einzelnen Atemzüge. Dies ist in der Hauptsache darauf zurückzuführen, daß der afferente Vagus das Ablaufen der einzelnen Atmungsphasen *bremst*. Das im Verlaufe einer Inspiration zunehmend sich vergrößernde Lungenvolumen verursacht von der vagalen Mittellage an im Zentrum eine zunehmend stärkere Tendenz zur Exspiration. Ob es sich dabei um eine eigentliche Aktivierung exspiratorischer Zentren handelt, oder aber um eine Hemmung inspiratorischer Zentren, ist für das Prinzip der vagalen Steuerung belanglos*. Wichtig ist nur, daß in

* Wir sind — zumindest für den Menschen — geneigt, das letztere anzunehmen; vergleiche dazu die Bemerkungen auf Seite 35 über aktive Exspiration.

beiden Fällen die Inspirationsbewegung früher abgebrochen wird als ursprünglich vom Zentrum „geplant" war. Damit aber wird die Inspiration gleichermaßen kürzer und weniger tief. Das etwa Gegengleiche spielt sich während des Ausatmungsvorganges ab. Da wird durch das abnehmende Lungenvolumen die Tendenz des Zentrums zur Inspiration in zunehmendem Maße verstärkt und dadurch konsekutiv die Exspirationsphase früher beendet. Daraus resultiert eine Verkürzung auch dieser Phase. Eine Verkürzung von Inspiration und Exspiration aber muß sekundär zu einer Frequenzbeschleunigung führen.

Die eben beschriebene Art der Bremsung des Phasenablaufes entspricht — in modernisierter Form — den Grundgedanken von HERING und BREUER. Sie wird übrigens nicht nur durch die Änderung des Lungenvolumens betätigt, sondern auch (s. S. 27) durch den durch den Larynx streichenden Luftstrom. Ist dieser lungenwärts gerichtet, so werden dadurch die exspiratorischen Tendenzen verstärkt, die Inspirationsbewegung also früher abgebrochen und vice versa. Möglicherweise wirken auch noch andere, bisher unbekannte reflexogene Zonen in ähnlicher Weise; das Lungenvolumen scheint jedoch der wichtigste Modulator von allen zu sein.

Aber auch die Befunde von HESS, wonach mit zunehmendem Lungenvolumen die Tonisierung des Zwerchfells ab- und mit abnehmendem Lungenvolumen zunimmt, muß sich im Sinne einer Bremsung des Phasenablaufes auswirken. Die Exspirationsbewegung jedenfalls muß mit der gleichzeitig ständig zunehmenden Tonisierung des Zwerchfells früher als geplant ein Ende finden. Der wesentliche Unterschied zwischen der Bremsung auf Grund der Vorstellungen von HERING und BREUER einerseits und derjenigen von HESS anderseits besteht nur darin, daß im ersten Falle die Bremsung rein zentral und im zweiten Falle letzten Endes peripher erfolgt. Im übrigen bedeuten unseres Erachtens die Theorien von HERING und BREUER und von HESS keineswegs Alternativen; sie können ohne weiteres nebeneinander bestehen. Anhaltspunkte darüber, welche von beiden — oder welche bisher noch nicht bekannte dritte Vorstellung — in einem konkreten Falle bedeutsamer ist, haben wir bisher keine.

Die Bedeutung des afferenten Vagus als Modulator.

Wenn man allein auf Grund der Änderung, welche eine Normalatmung durch Vagotomie erfährt, auf die Wichtigkeit des Vagus für die normale Atmungstätigkeit rückschließen würde, so käme man zu einer ungenügenden Vorstellung. Vagale Afferenzen können bekanntlich weit stärkere Phasenverlängerungen machen als normalerweise nach Vagotomie vorhanden sind. Wir möchten — um nur ein Beispiel zu zitieren — an die langen exspiratorischen Phasen erinnern, die bei Lungenblähung auftreten. Solch tiefgreifende Modulationen sind deshalb möglich, weil, solange vagale Afferenzen tätig sind, d. h. solange ein Vagus überhaupt besteht, auch eine vagale Gleichgewichtslage, die vagale Mittellage (s. S. 39) vorhanden ist. Die Atmungstätigkeit als Ganzes scheint stark auf diese Gleichgewichtslage eingestellt zu sein. Abweichungen von derselben führen zu den bekannten, weiter oben beschriebenen Atmungsänderungen. Die vagale Mittellage kann nun aber pharmakodynamisch verändert werden; sie wird beispielsweise durch Morphin erniedrigt (s. S. 47). Desgleichen kann auch die Empfindlichkeit des Atmungszentrums auf Abweichungen von dieser Mittellage verändert werden; sie wird beispielsweise durch Kohlensäureanhäufung und durch Sauerstoffmangel vermindert.

Verschiedenes deutet darauf hin, daß der Vagus für die Atmungstätigkeit eine dominierende Rolle spielt. Nicht nur die durch Lungenvolumenänderungen induzierten, sondern auch viele andere Atmungseffekte scheinen primär über vagale Mechanismen zustande zu kommen. Von den bekannten und starken Atmungswirkungen des Morphins beispielsweise ist das gezeigt worden (s. weiter unten); auch für die Atmungswirkung des Coffeins scheint der Vagus wichtig zu sein (Lit. 155).

Wenn aber dem Vagus eine dermaßen wichtige Stellung zukommt, so muß es möglich sein, über die vagalen Afferenzen oder deren zentrale Mechanismen auf die Atmungstätigkeit Einfluß zu nehmen. Dies kann vor allem

a) mechanisch oder

b) pharmakodynamisch geschehen.

Wenn sich dieser Einfluß im Sinne einer *Verkleinerung* des Lungenvolumens auswirkt, so muß die Atmung eine vermehrte *inspiratorische* Betonung annehmen. Die Inspirationen werden weniger, die Exspirationen mehr gebremst. Daraus resultiert eine Änderung des Verhältnisses von Inspirations- zu Exspirationsdauer; es verschiebt sich zugunsten der Inspiration. Das heißt, der Anteil der Inspiration an der Atemzugsdauer nimmt zu. Handelt es sich um ein Individuum, dessen vagale Mittellage unter der Atemmittellage liegt, so nimmt meistens die Atmungsfrequenz gleichzeitig zu. Liegt die vagale Mittellage dagegen über der Atemmittellage, so nimmt die Atmungsfrequenz meistens ab. Vom Moment allerdings, wo die Kollapsafferenzen auftreten, nimmt dann die Atmungsfrequenz wieder zu. Wirkt sich der Einfluß dagegen im Sinne einer *Vergrößerung* des Lungenvolumens aus, so muß die Atmung eine vermehrte *exspiratorische* Betonung annehmen. Die Exspirationen werden weniger, die Inspirationen mehr gebremst. Infolgedessen nimmt der Anteil der Exspiration an der Atemzugsdauer zu. Diese Phasenveränderungen führen sekundär meistens zu einer Frequenzverlangsamung. In den Fällen, in welchen die vagale Mittellage über der Atemmittellage liegt, *kann* gelegentlich eine Frequenzbeschleunigung resultieren. Sie nimmt jedoch in keinem Falle hohe Grade an.

a) Durch mechanische Maßnahmen erzeugte Atmungsänderungen.

Wenn durch eigenen Willen oder durch äußere Einwirkung abnorm starke Lungenvolumenänderungen erzwungen werden, so müssen reflektorisch entsprechend stärkere Atmungseffekte entstehen. Welcher Art diese Effekte sein werden, ist in den vorstehenden Abschnitten beschrieben. Hier möchten wir nur einige Situationen erwähnen, bei welchen solchermaßen zustande gekommene Lungenvolumenreflexe praktisch zur Auswirkung kommen dürften.

Wiederbelebung: Durch gelegentliches Entblähen (beispielsweise durch Absaugen von Mund zu Mund) wird man einem Menschen, der aus irgendwelchen Gründen nur noch schwach oder gar nicht mehr atmet, starke inspiratorische Atmungsreize verabreichen können (Näheres s. Kapitel „Wiederbelebung").

Atemanhalten: Es ist eine bekannte Erfahrung, daß man bei gut gefüllter Lunge den Atem wesentlich länger anhalten kann als bei kleiner Lunge. Dies ist selbstverständlich einmal darauf zurückzuführen, daß die stärker gefüllte Lunge auch eine entsprechend größere Sauerstoffreserve darstellt; außerdem aber zum Teil vielleicht auch darauf, daß das große Lungenvolumen reflektorisch die Tendenz zur Inspiration unterdrückt.

Pneumothorax: Wenn man Luft in den Pleuraraum einläßt, so wird die Lunge primär etwas zusammenfallen, dadurch aber sofort reflektorisch die Atmung inspiratorisch aktivieren. Diese Aktivierung muß sich unter anderm in einer vermehrten Tonisierung von Zwerchfell und Thorax, in einer vermehrten Thoraxentfaltung, äußern. Die Thoraxkapazität kann dabei ohne weiteres um die eingegebene Luftmenge zunehmen (Lit. 244 u. a.). Die Zunahme kann sogar auch mehr betragen, und zwar vor allem dann, wenn die Luft relativ schnell eingelassen wird. Die Erklärung für diese Überkompensation — die theoretisch zu einer Vergrößerung des Lungenvolumens und damit zu einem Aufhören des Reflexes führen müßte — dürfte in folgendem zu suchen sein: Beim Eindringen von Luft in den Pleuraraum wird die Lunge nicht nur rein mechanisch etwas kleiner, sondern es dürfte nach den Untersuchungen von Reinhardt (Lit. 217) außerdem auch eine aktive Kontraktion des Lungengewebes dazukommen, hervorgerufen durch eine pleurale Reizung durch die eindringende Luft. Dadurch erfährt die Lunge eine zusätzliche Verkleinerung, was seinerseits den inspirationsaktivierenden Lungenvolumenreflex entsprechend verstärkt. Die Lunge wird durch die vermehrte Retraktion aber gleichzeitig auch versteift. Sie setzt in diesem Zustand ihrer Ausdehnung einen größeren Widerstand entgegen und hält damit ihr kleineres Volumen gegen eine stärkere Thoraxentfaltung aufrecht. Diese reflektorische Versteifung und damit Ruhigstellung der Lunge wird übrigens von gewissen Klinikern als das entscheidende Moment für den Erfolg einer Pneumothoraxtherapie angesehen (Lit. 260 u. a.). Nach dieser Auffassung wäre auch erklärlich, weshalb nach gewissen Autoren (Lit. 68) ein Pneumothorax effektiver sein soll, wenn gleichzeitig eine Reizlösung (beispielsweise Gomenol-Öl) mit eingefüllt wird. Von einem gereizten Rezeptorenfeld aus dürfte der lungenkontrahierende Reflex ja wohl entsprechend effektiver sein!

Je mehr die Wirkung der beiden beteiligten Reflexe — des inspirationsaktivierenden und damit thoraxerweiternden Lungenvolumenreflexes und des lungenversteifenden und lungenverkleinernden Pleurareflexes nach REINHARDT — abklingt, desto mehr wird die rein mechanisch bedingte Verkleinerung der Lunge in den Vordergrund treten. Für die Pneumothoraxtherapie dürfte vor allem wichtig sein, daß der thoraxerweiternde Lungenvolumenreflex nachläßt; wenn der lungenvolumenverkleinernde Pleurareflex gleichzeitig weiterbesteht, so dürfte das die therapeutischen Aussichten nur verbessern.

Lungenchirurgie: Den Thoraxchirurgen können die von der Lunge ausgehenden Atmungsreflexe in verschiedener Hinsicht beschäftigen. Wenn bei offenem Thorax die Wunde sehr stark klafft, so kann das z. B. daher rühren, daß die Atemlage zu niedrig gewählt ist und infolgedessen der Thorax reflektorisch in starke Inspirationsstellung geht. Die Wundränder lassen sich in solchen Fällen ohne weiteres adaptieren, wenn man die Lungen durch Erhöhen des Überdruckes etwas bläht. Dann können gelegentlich auch Operationserfolge indirekt mit „Reflexen" erklärt werden insofern, als mit der Entfernung eines kranken Lungenteils gleichzeitig auch die Ursache von eventuell störenden Reflexen eliminiert wird. Wenn z. B. bei einem Drittel von 24 Pneumektomierten (Lit. 63) einige Zeit nach der Operation eine Vermehrung der Ruhe-Atmungsreserve gefunden werden konnte, so dürfte das unseres Erachtens am ehesten damit erklärt werden können, daß die kranke Lunge reflektorisch die Atmungstätigkeit gehemmt hatte.

b) Pharmakodynamisch erzeugte Atmungsänderungen.

Wenn wir nachfolgend über atmungswirksame Pharmaka mit vagalem Angriffspunkt sprechen wollen, so müssen wir zunächst kurz auf das Atropin eintreten. Dies nicht etwa deshalb, weil es für die hier interessierenden Vagusreflexe wichtig wäre, sondern einfach deshalb, weil in manchen Lehrbüchern noch zu lesen ist, Atropin vermöge den Vagus zu blockieren, vermöge pharmakodynamisch eine Art von Vagotomie zu erzeugen. Diese Vorstellung ist, was den afferenten Vagus betrifft, sicher falsch. Man kann zwar mit Atropin oder mit irgendwelchen anderen anticholinergischen Stoffen sehr leicht gewisse Qualitäten des *efferenten*

Vagus (s. S. 53) blockieren, durch Angriffspunkt in den postganglionär-cholinergischen Zwischenstücken. Die *afferente* Vagusbahn aber wird nicht unterbrochen. Hingegen wird die Atmungswirkung des Vagus verändert. Atropin vermag nämlich die inspirationshemmenden vagalen Mechanismen in der capitalen Hälfte des Pons (s. S. 11) zu dämpfen[E]. Die hierzu erforderlichen Konzentrationen sind allerdings deutlich höher als die, welche zur Unterbrechung des efferenten Vagus genügen, und die maximal erreichbare Wirkung ist bei weitem nicht so stark wie etwa die, welche mit dem weiter unten zu besprechenden Diaethylamino-aethyl-tetrahydrofluoranthen (s. S. 51) erhalten werden kann. Immerhin kann auf Grund dieser Wirkung die Atmung stark inspiratorisch betont werden. Die Verlängerung der Inspirationsdauer kann dabei solche Grade annehmen, daß die Atmungsfrequenz abnimmt. Möglicherweise haben frühere Untersucher diese Frequenzabnahme geglaubt in Parallele setzen zu müssen mit derjenigen, welche nach Vagotomie auftritt. Eine Atmungsanalyse jedoch, die über die Beurteilung der Frequenz hinausgeht, läßt leicht erkennen, daß der Atmungstypus in beiden Fällen grundverschieden ist. Eine pharmakodynamische „Vagusunterbrechung" ist bisher nur durch lokale Vagusstammanästhesie erreichbar.

Nachfolgend sollen einige Möglichkeiten erwähnt werden, nach denen man pharmakodynamisch auf gewisse Teile der afferenten Vagusbahn Einfluß nehmen und auf diesem Wege sekundär Atmungseffekte erhalten kann. Sie sind zum größeren Teil erst theoretisch entwickelt; ihre praktische Erprobung steht noch aus.

Anästhesie der Dehnungsrezeptoren.

Ausgehend von der Überlegung, daß Lungenvolumenverkleinerung inspiratorische Atmungsaktivierung macht und daß es die durch die Lungenvolumenverkleinerung verursachte Abnahme der Entladungsfrequenz der Dehnungsrezeptoren ist, welche diesen Reflex hervorbringt, könnte man versuchen, einen Zustand von Lungenvolumenverkleinerung durch Anästhesierung der Dehnungsrezeptoren nachzuahmen. Anästhesierte Dehnungsrezeptoren werden sich auf eine gleiche Spannung weniger frequent oder eventuell gar nicht mehr entladen (Lit. 55). Damit aber wird dem Zentrum durch den afferenten Vagus eine Meldung von einem scheinbar kleineren Lungenvolumen durchgegeben. Das Zentrum wird hierauf inspiratorisch reagieren. Dies wäre eine Art von *peripher* induzierter inspiratorischer Atmungsaktivierung (Lit. 57). Sie müßte zu einer Erhöhung der exspiratorischen Atemruhelage und zu einer relativen Verlängerung der Inspirationsdauer führen.

[E] Eigene, unveröffentlichte Untersuchungen.

Wenn man die vorgenannte periphere Atmungsaktivierung durch Dehnungsrezeptorenanästhesie praktisch verwenden wollte, so wäre es erwünscht, die Dehnungsrezeptoren mit dem Anästhetikum möglichst elektiv treffen zu können. Das heißt, das Anästhetikum sollte nicht gleichzeitig auch noch andere Rezeptoren anästhesieren und dadurch zu unerwünschten Nebenwirkungen führen. Elektive Dehnungsrezeptorenanästhesie aber müßte durch lokale Applikation des Anästhetikums in die Pleurahöhle möglich sein, da von den Dehnungsrezeptoren etwa die Hälfte unmittelbar subpleural liegen (Lit. 279), die andern Rezeptoren dagegen offenbar nicht in Pleuranähe sich befinden (Lit. 170).

Das Verfahren, durch Injektion eines Anästhetikums in den Pleuraraum die Atmung inspiratorisch aktivieren zu können, mag zwar für tierexperimentelle Belange von Nutzen sein, wird aber praktisch zunächst wohl kaum Bedeutung erlangen. Wir sind deshalb seit einiger Zeit bestrebt, Anästhetika zu entwickeln, die an sich schon möglichst elektiv auf Dehnungsrezeptoren wirken und die daher nicht lokal verabreicht werden müssen. Der bisher als wirksamst befundene Stoff ist zur Zeit in klinischer Prüfung. Über seine Brauchbarkeit kann man noch nichts aussagen, wird ihm aber — vor allem in Kombination mit zentralen Analeptika — bei Morphin- und Barbituratvergiftungen gewisse Chancen einräumen dürfen, da bei diesen Vergiftungen die Atmungslähmung zum guten Teil durch eine zu starke vagal-exspiratorische Betonung bedingt ist (s. S. 38, 47 und 60). Außerdem könnte ein solcher Stoff bei Husten von Nutzen sein (s. S. 86) und möglicherweise bei Asthma (s. S. 88).

Empfindlichkeitssteigerung der Dehnungsrezeptoren.

Wenn man pharmakodynamisch die Empfindlichkeit der Dehnungsrezeptoren steigern könnte, so müßte das denselben Effekt haben wie eine Lungenvolumenvergrößerung. Denn unter solchen Bedingungen werden sich die Dehnungsrezeptoren bei gleichem Lungenvolumen frequenter entladen als normalerweise. Erregbarkeitssteigerung der Dehnungsrezeptoren müßte demnach zu einer *peripher* induzierten Atmungshemmung führen, d. h. im allgemeinen zu Verlängerung der exspiratorischen Phasen, Verlangsamung der Frequenz und Erniedrigung der exspiratorischen Atemruhelage (Tonusverlust).

Sichere Empfindlichkeitssteigerung der Dehnungsrezeptoren wurde bisher erhalten mit Trichloraethylen (Lit. 62, 285, 286), das zu etwa 1% der Atmungsluft beigegeben wurde (an Katzen), und mit Veratrin (Lit. 192), das zu 50 bis 100 Gamma pro kg. Körpergewicht intravenös injiziert wurde (an Kaninchen); vom Phosgen wurde gelegentlich (Lit. 65) eine solche Wirkung behauptet, konnte aber von Nachuntersuchern (Lit. 284) nicht bestätigt werden.

Über die eventuelle Brauchbarkeit von Stoffen, welche die Dehnungsrezeptoren erregen, können wir uns zur Zeit noch keine klare Vorstellung machen; theoretisch könnten sie bei Asthma bronchiale nützlich sein (s. S. 89). Voraussetzung für ihre klinische Anwendung wäre aber auch hier eine genügende Elektivität der Wirkung. Für das Veratrin ist sie zur Zeit sicher noch nicht so, daß sich seine praktische Verwendung zur Dehnungsrezeptorenerregung rechtfertigen ließe. Man wird sich jedoch vor Augen halten müssen, daß die Verabreichung von Veratrin aus anderer Ursache (beispielsweise zur Herabsetzung des Bludrucks bei Eklampsie) zu unerwünschten Begleiterscheinungen von Seiten der Atmung führen könnte. Dasselbe gilt für das Trichloraethylen. Gewisse Autoren (Lit. 287) sind denn auch geneigt, die Atmungsstörungen, die im Beginn einer Trichloraethylennarkose gelegentlich auftreten, auf Dehnungsrezeptorenübererregung zurückzuführen.

Beeinflussung der vagalen Mechanismen im Pons.

Wie auf S. 11 dargelegt ist, erfahren die vagalen Afferenzen im Pons normalerweise eine Hemmung, ohne welche ihre Atmungseffekte um ein Vielfaches stärker wären. Dabei sind für die Hemmung der in inspiratorischem und der in exspiratorischem Sinne wirkenden Afferenzen zweierlei Mechanismen vorhanden, die sich auch anatomisch trennen lassen. Die ersteren liegen vorwiegend im rostralen, die letzteren im mittleren und caudalen Drittel des Pons. Heute sind Pharmaka bekannt, mit welchen man diese Hemmungen beeinflussen und dadurch sekundär die Atmungstätigkeit verändern kann.

Morphin und Derivate. 1913 hat CUSHNY (Lit. 71) auf Grund von Vagusreizversuchen an Kaninchen die Ansicht geäußert, daß durch Morphin die atmungshemmenden Vagusimpulse (d. h. also die in exspiratorischem Sinne wirkenden) effektiver würden. 1944 ist dann durch eine ziemlich weitgehende Atmungsanalyse am Kaninchen gezeigt worden, daß die Spontanatmung sowie verschiedene Atmungsreflexe durch Morphin in gleichem Sinne verändert werden wie durch einen durch die caudale Ponshälfte geführten Hirnstammschnitt (Lit. 49). In beiden Fällen kommt es zur exspiratorischen Betonung der Atmungstätigkeit, zur Herabsetzung der vagalen Mittellage, zu einer relativen Verlängerung der Exspirationsdauer gegenüber der Inspirationsdauer u. a. m. Es lag daher nahe, die in Frage stehenden Morphinwirkungen mit einem Angriffspunkt des Morphins an den in der caudalen Ponshälfte gelegenen exspirationshemmenden vagalen Mechanismen zu erklären. Daß dies tatsächlich zutrifft, konnte folgendermaßen bewiesen werden (Lit. 91, 93): Durch eine spezielle Versuchsanordnung konnte an Kaninchen das Morphin direkt lokal auf das in der caudalen Ponshälfte gelegene Substrat aufgebracht werden. Die Effekte der in exspiratorischem Sinne wirkenden vagalen Afferenzen wurden dadurch elektiv verstärkt. Daß es sich dabei tatsächlich um eine Morphinwirkung handelte, ging daraus hervor, daß andere Stoffe, auf die gleichen Stellen gebracht, diese Wirkung nicht hatten[E]. Daß anderseits das Morphin tatsächlich lokal gewirkt hatte — und nicht etwa nach erfolgter Resorption auf dem Blutwege —, war dadurch sichergestellt, daß die total verabreichten Morphinmengen wesentlich kleiner waren als diejenigen, welche nötig gewesen wären, um auf intraperitonaealem Wege die gleichen Wirkungen hervorzurufen.

Nach diesen Versuchen ist zunächst einmal erwiesen, daß das Morphin auf die vagal-exspiratorischen pontinen Mechanismen wirkt. Ob es dabei auf die Hemmungsmechanismen selbst hemmend einwirkt, oder umgekehrt die gehemmten Substrate aktiviert, ist eine akademische Frage, die uns hier nicht beschäftigen soll. Praktisch wichtiger ist die Frage, von welcher Dosierung an mit dieser Wirkung tatsächlich zu rechnen ist, und dann insbesondere die Frage, inwiefern diese Wirkung für die Atmungsänderung verantwortlich ist, die man für gewöhnlich als „typische Atmungswirkung des Morphins" bezeichnet. Über diese Fragen kann Abb. 13 Aufschluß geben. Sie zeigt zunächst die Spontanatmung eines Kaninchens vor (13a) und nach (13b) 3 mg Morphinhydrochlorid pro Kilogramm Körpergewicht. Die Atmung ist durch das Morphin verlangsamt worden, und zwar hauptsächlich deshalb, weil die exspiratorischen Phasen länger geworden sind. Der anschließend vorgenommene Trachealverschluß in inspiratorischer Endlage aber zeigt, daß gleichzeitig auch der exspiratorische Lungenvolumenreflex stärker geworden ist. Während normalerweise die Expirationsphase durch den Trachealverschluß nur auf zirka 200% ihres Ausgangswertes verlängert worden ist, erreicht die Verlängerung nach Morphin zirka 450%. Wir haben in früheren Untersuchungen den Eindruck gewonnen (Lit. 49), daß die Atmungswirkung des Morphins an den exspiratorischen Vagusreflexen sogar früher erkennbar ist als an der Änderung der Spontanatmung. Dies ist dann auch neuerdings (Lit. 220) bestätigt worden und darf heute als erwiesen gelten. Die Verstärkung der exspiratorischen Vagusreflexe ist die erste Veränderung, die mit den bisher üblichen Meßmethoden nach einer Morphinapplikation an der Atmungstätigkeit festgestellt werden kann.

In nur wenig höherer Dosierung vermag dann Morphin auch noch über andere bulbäre Angriffspunkte auf die Atmungstätigkeit einzuwirken. Vor allem scheint auch eine direkte Wirkung auf die in der Formatio reticularis gelegenen Substrate vorzukommen. Diese führt ebenfalls zu einer Verlängerung der exspiratorischen Phasen. Gesamthaft besteht die „typische Atmungswirkung des Morphins" in einer Verstärkung der exspiratorischen Vagusreflexe, in einer dadurch hervorgerufenen

---

[E] Eigene, unveröffentlichte Untersuchungen.

kompensatorischen Erniedrigung der exspiratorischen Atemruhelage, in einer Verlangsamung der Atmungsfrequenz infolge Verlängerung der exspiratorischen Phasen und schließlich in einer — wahrscheinlich durch die konsekutiv akkumulierte Kohlensäure verursachten — Vertiefung der einzelnen Atemzüge.

Die Atmungswirkung des Morphins bietet ein schönes Beispiel dafür, wie stark die besondere Erscheinungsform einer Atmung durch den Vagus

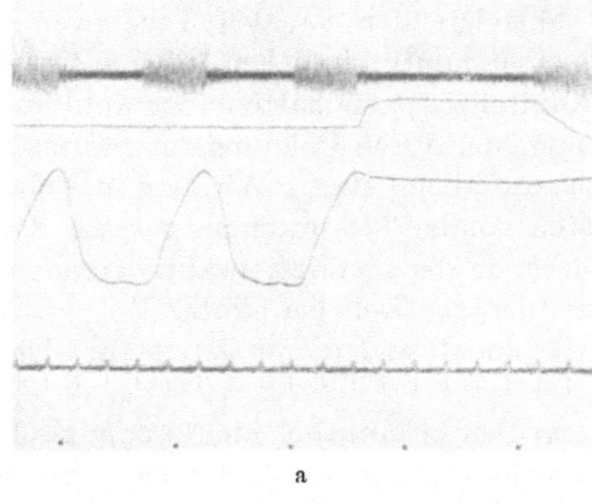

a

b

Abb. 13*. Änderung der Trachealverschlußreaktion durch Morphin. Kaninchen in Urethannarkose. Registriert sind (von oben nach unten) das Kathodenstrahloscillogramm des N. phrenicus, der Trachealinnendruck, das Körperplethysmogramm, das Elektrokardiogramm und die Zeitmarkierung in Sekunden. a) vor, b) nach 3 mg/kg Morphin-Hydrochlorid. Auf der Höhe der dritten (13a) bzw. zweiten (13b) Inspiration wird die Trachea verschlossen.

* Aus Helv. Physiol. Acta 2, 5 (1944).

bestimmt sein kann. Abb. 17a (s. S. 61) zeigt die Atmungstätigkeit eines Kaninchens, welches intravenös 12 mg Morphinhydrochlorid pro Kilogramm Körpergewicht erhalten hatte. Es besteht praktisch Atemlosigkeit (bzw. periodische Atmung vom Typus Biot); das Tier würde ohne äußere Hilfe eingehen. Dieser Zustand ist einmal durch die starken exspiratorischen Vagusreflexe verursacht, außerdem aber auch durch die depressive Wirkung des Morphins auf die in der Formatio reticularis gelegenen Atmungssubstrate. Daß der letztgenannte Wirkungsmechanismus stark beteiligt ist, kann in Anbetracht der hohen Morphindosis nicht verwundern. Seine Wirkung würde offenkundig, wenn man in diesem Zustand die Vagi durchtrennen würde. Die langen exspiratorischen Atmungsstillstände würden damit nicht etwa verschwinden. Wenn man nun aber die pathologisch starken exspiratorischen vagalen Einflüsse antagonisiert durch Maßnahmen, welche die in inspiratorischem Sinne wirksamen vagalen Einflüsse verstärken, so kann die Atmung hinsichtlich Ventilationsgröße und Frequenz nahezu normalisiert werden (Abb. 17c). Die inspiratorisch aktivierenden vagalen Tendenzen wurden im Falle der Abb. 17c durch einen kontinuierlichen äußeren Druck auf den Thorax hervorgerufen (s. Kapitel C 1); sie hätten aber wohl auch durch Lungenvolumenverkleinerung oder durch Dehnungsrezeptorenanästhesie erhalten werden können. Die auffallend starke Wirkung in Abb. 17c, die sich mit derjenigen der besten Analeptika durchaus messen darf, berechtigt zur Empfehlung, die Methode der inspirationsaktivierenden Thoraxkompression auch praktisch-therapeutisch bei akuter Morphinvergiftung zu versuchen. Im Tierexperiment sind damit bereits Erfolge erhalten worden (Lit. 48).

Morphin wirkt nun aber bekanntlich nicht nur auf die Atmung, sondern hat auch noch verschiedene andere Wirkungen. Sie werden zum Teil schon mit den gleichen Dosen erhalten, welche für das Zustandekommen der Atmungswirkung erforderlich sind. Hier möchten wir nur kurz eine dieser Wirkungen streifen, nämlich die zentral-erregende. Sie kann dazu führen, daß das oben (S. 48, III. Abschn.) als typisch beschriebene Bild der Morphin-Atmungswirkung verwischt wird. Die starken exspiratorischen vagalen Tendenzen können durch inspirationsaktivierende Afferenzen verschiedenster Provenienz antagonisiert werden; die depressive Wirkung auf die Substrate der Formatio reticularis kann durch die zentrale Erregung direkt aufgehoben sein u. a. m. Daraus kann eine zwar flache, aber frequente Atmung resultieren, die hinsichtlich Atemzugstiefe und Atemzugsfolge deutlich unregelmäßig ist. Besonders in späteren Stadien einer Morphinvergiftung wird man mit diesem Atmungstyp rechnen müssen. Versuche an Kaninchen haben ergeben (Lit. 49), daß aber auch in diesem scheinbar kompensierten Stadium die pathologisch starke vagale Exspirationsbereitschaft weiterbesteht und leicht nachweisbar ist. Man braucht nur in inspiratorischer Endlage die Trachea zu verschließen und wird dadurch jegliche Inspirationsanstrengung für lange Zeit (oft für Minuten!) reflektorisch unterdrücken. Wenn man berücksichtigt, daß beim Menschen normalerweise die Exspirationsphase durch einen Trachealverschluß in inspiratorischer Endlage nur auf das zirka 1,5fache verlängert wird (Lit. 228), so könnte dieses Verfahren in fraglichen Morphinvergiftung tungsfällen geradezu als diagnostisches Hilfsmittel in Frage kommen.

Inwiefern die besondere Wirkung des Morphins auf die exspiratorischen vagalen Mechanismen im Pons zu neuartigen therapeutischen Konsequenzen führen könnte, soll an anderen Stellen ausgeführt werden. Entsprechende Möglichkeiten dürften vor allem beim Asthma bronchiale vorhanden sein. Ob diese Wirkung auch an der Wirksamkeit des Morphins als zentral hustenminderndes Mittel beteiligt ist, können wir zur Zeit nicht sagen. Es verdient indessen in diesem Zusammenhang erwähnt zu werden, daß sozusagen alle Mittel, die sich klinisch als zentral hustenmindernd erwiesen haben, den Einfluß der exspiratorischen Vagusafferenzen in mehr oder weniger ausgesprochenem Maße verstärken[E]. Codein, Dihydrocodeinon („Dicodid"), Dihydrodesoxymorphin („Permonid"), sowie auch das dem Morphin chemisch nicht mehr nahestehende 3,3-diaethyl-2,4-dioxopiperidin („Sedulon") wirken diesbezüglich wie das Morphin selbst; d. h. in einer Dosierung, in der sie überhaupt irgendwelche Atmungswirkungen hervorbringen, verursachen sie immer gleichzeitig auch schon eine Verstärkung der vagalen Exspirationsbereitschaft, in allerdings etwas unterschiedlichem Maße. Auch das Dolantin[E] und viele seiner Derivate*, das Amidon und einige seiner Derivate[E], sowie die Barbiturate (Lit. 45) haben diese Wirkung; bei ihnen ist die erforderliche Dosierung allerdings wesentlich höher als diejenige, welche zur Analgesie bzw. zur Sedation führt.

Tetrahydrofluoranthen und Derivate. Die Stoffe dieser Gruppe wirken auf das System des afferenten Vagus in mindestens zweifacher Weise ein; durch beide Mechanismen werden die vagal inspiratorischen Reaktionen verstärkt. Der bisher wirksamste Vertreter dieser ganzen Stoffklasse (Lit. 145) ist das 1-Diaethylamino-aethyl-1,2,3,4-Tetrahydrofluoranthen (Lit. 60), das im folgenden als DTF bezeichnet werden soll. Der eine der beiden in Frage stehenden Mechanismen spielt peripher an den Dehnungsrezeptoren (Lit. 55). DTF wirkt dort anästhesierend. Die Wirkung ist mit Bezug auf andere sensible Elemente zwar nicht sehr elektiv, ist aber schon in kleinen Dosen (bei intravenöser Verabreichung mit zirka einem Zehntel der Letaldosis) recht deutlich. Der andere Angriffspunkt, der bei einer nur um wenig höheren Dosierung ebenfalls schon betätigt wird, ist zentral gelegen, und zwar (Lit. 220) wahrscheinlich im Pons. Er bewirkt eine Verstärkung der vagalen Inspirationsbereitschaft; er wirkt sich etwa aus wie ein Hirnstammschnitt im rostralen Drittel des Pons (vgl. S. 12). Abb. 14 zeigt die Wirkung des DTF am Kaninchen.

DTF würde auf Grund seines zweifachen Wirkungsmechanismus zunächst ein fast ideales Mittel zur Verstärkung der vagalen Inspiratorität scheinen. Leider aber verursacht es gleichzeitig noch eine weitere Atmungsveränderung, die seiner praktischen Verwendung wohl hinderlich wäre: Die Inspirationen werden schwächer. Dies zeigt sich besonders deutlich bei Widerstandsatmung, wo die einzelnen Inspirationsanstrengungen zwar stark verlängert, aber weniger kräftig sind. Der Angriffspunkt für diese Wirkung ist ebenfalls

[E] Eigene, unveröffentlichte Versuche.

* Siehe Gross F. und Meier R.: Schweiz. Med. Wschr. **79**, **1154** (**1949**)

zentral. Er liegt aber nicht an vagalen Substraten, denn die Wirkung ist gleichermaßen auch am vagotomierten Tier vorhanden. Die Atmungswirkung des DTF zeigt, daß für die Verlängerung einer Inspiration und für die Verstärkung derselben getrennte Angriffsmöglichkeiten existieren müssen. Die beiden brauchen nicht zwangsläufig miteinander zu gehen. Damit aber besteht auch durchaus die Möglichkeit, Stoffe aufzufinden, welche beispielsweise nur die vagale Inspiratorität erhöhen ohne gleichzeitig die Inspiration abzuschwächen.

Im Anschluß an die Besprechung der pharmakodynamischen Möglichkeiten zur Beeinflussung des afferenten Vagus soll noch ein Punkt

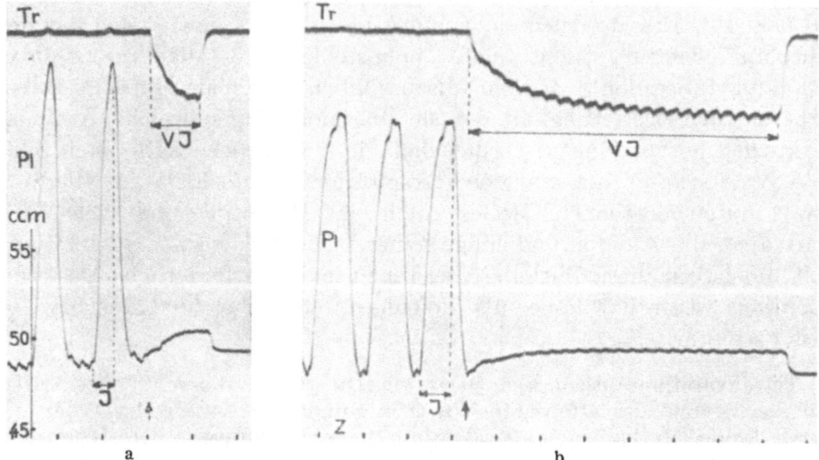

Abb. 14*. Änderung der Trachealverschlußreaktion durch Diaethylamino-aethyl-tetrahydrofluoranthen. Kaninchen in Dial-Narkose. Registriert sind der Trachealinnendruck (*Tr*), das Körperplethysmogramm (*Pl*) und die Zeitmarkierung in Sekunden (Sek.). Bei ↑ wird die Trachea in exspiratorischer Atemruhelage verschlossen. a) vor, b) nach 6 mg/kg i. v. D T F (= ca. $^1/_6$ letal).

* Aus Helv. Physiol. Acta 4, 459 (1946).

festgehalten werden: Wenn beispielsweise die vagale Exspiratorität verstärkt wird durch Erregung der Dehnungsrezeptoren, so wird damit zwangsläufig die vagale Inspiratorität gleichzeitig vermindert. Wird die vagale Exspiratorität dagegen durch Beeinflussung der pontinen Hemmungsmechanismen verstärkt (beispielsweise durch Morphin), so braucht damit keineswegs zwangsläufig eine Abschwächung der vagalen Inspiratorität verbunden zu sein. Allerdings wird es oft zu einer solchen kommen — wenigstens angedeutet —, und zwar deshalb, weil die gegengleichen vagalen Tendenzen zentral in einem dynamischen Gleichgewicht stehen. Verminderung der einen wird den andern ein gewisses Übergewicht verschaffen und vice versa.

Dieselbe Überlegung gilt für primäre Veränderungen der vagalen Inspiratorität auf Grund einer Dehnungsrezeptorenanästhesie bzw. eines pontinen Angriffspunktes.

Der efferente Lungenvagus.

Für alle Atmungsreflexe, die bisher Erwähnung fanden, verlief der efferente Schenkel in motorischen Nerven. Erfolgsorgan war die quergestreifte Muskulatur. Nun besteht aber auch die Möglichkeit, daß die glatte Muskulatur der Lunge Erfolgsorgan eines Atmungsreflexes ist; in diesem Falle dürften die Efferenzen wohl zum größeren Teil durch den Vagus gehen. Vor allem VERZAR (Lit. 271) hat immer wieder auf diese Möglichkeit hingewiesen. Die glatte Lungenmuskulatur als Erfolgsorgan bietet zweifellos interessante Aspekte und ist möglicherweise auch für die Atmungsregulation von einer gewissen Bedeutung. Das Problem hat aber bisher nur fragmentarische Bearbeitung erfahren.

Die glatte Lungenmuskulatur kann für die Atmungstätigkeit in mindestens zweierlei Hinsicht von Bedeutung sein: Sie kann einerseits das Lumen der zuführenden Atemwege und damit den Atemwiderstand verändern; anderseits kann sie die Retraktionskraft der Lunge verändern. Über die Bedeutung des letztgenannten Momentes können wir uns vielleicht auf Grund folgender Überlegungen eine gewisse Vorstellung machen: Mit jeder Einatmung muß von der quergestreiften Atmungsmuskulatur unter anderem auch die Zunahme der Retraktionskraft überwunden werden, welche die Lunge mit zunehmender Entfaltung erfährt. Wenn man nun diesen Zuwachs an Retraktilität vergleicht mit den Inspirationskräften, die von der quergestreiften Atmungsmuskulatur nötigenfalls zu deren Überwindung entwickelt werden können, so erhält man eine Vorstellung darüber, wie stark diese inspiratorische Kraftreserve gegebenenfalls durch Änderungen der Retraktilität beansprucht werden kann. Für die Verhältnisse am Menschen kann folgende Berechnung Aufschluß geben:

Nach ROHRER (Lit. 233) dürfte die Retraktionskraft der menschlichen Lunge in normaler Atemruhelage etwa 10 cm H_2O betragen. Sie soll sich — nach dem gleichen Autor — etwa proportional mit der Lungenentfaltung ändern. Nehmen wir nun an, die normale Atemruhelage betrage etwa 2,5 Liter (s. S. 40) und der einzelne Atemzug etwa 0,5 Liter, so errechnet sich daraus für die Inspiration ein Zuwachs von 2 cm H_2O. Wird nun nach dem an anderer Stelle besprochenen Procedere (S. 37) die Trachea in Atemruhelage vollständig verschlossen, so vermag die Inspirationsanstrengung in den Atemwegen eine Druckerniedrigung von —16 cm H_2O zu entwickeln (Lit. 228) Wenn wir von allfälligen reflektorisch verursachten Änderungen zunächst absehen, beträgt die Retraktionskraft der Lunge in diesem Moment nach wie vor 10 cm H_2O. Demnach hat die quergestreifte Atmungsmuskulatur einen Druck von —26 cm H_2O entwickelt, wovon 10 auf die Neutralisierung des bei verschlossenen Atemwegen sich als + 10 cm auswirkenden Druckes der Lungenretraktion entfallen. Die Inspiration hat demnach unter Trachealverschluß einen Sog von —16 cm H_2O entwickelt, wovon normalerweise nur 2 cm zur Überwindung des Retraktilitätszuwachses benötigt werden. Das aber heißt, daß die Überwindung der Retraktilität nur etwa 13% der inspiratorischen Kraftreserve beansprucht.

Auf Grund dieser Berechnung scheint die Bedeutung einer gegebenenfalls an der Lungenretraktilität angreifenden Regulation nicht sehr groß sein zu können. Sie wird noch weiter vermindert, wenn man bedenkt, daß die Retraktionskraft der Lunge wahrscheinlich zum größeren Teil — nach NEERGAARD (zit. nach Lit. 260) zu etwa 70% — durch elastische Momente bedingt ist. Danach könnte der muskuläre Anteil höchstens 30% betragen. Regulative Vorgänge aber dürften sich wohl weniger des elastischen, als vielmehr des —

schneller ansprechbaren — muskulären Anteils bedienen. Zu dessen Überwindung aber ist dementsprechend normalerweise sogar nur etwa 4% der inspiratorischen Kraftreserve erforderlich. Daß unter pathologischen Bedingungen dieser Prozentsatz einmal auch wesentlich größer sein könnte, kann nicht in Abrede gestellt werden.

Über die glatte Lungenmuskulatur besteht in der Literatur eine ziemliche Kontroverse insofern, als nach den einen Autoren (Lit. 18, 261 u. a.) eine Alveolarwandmuskulatur vorhanden sein soll, nach andern (Lit. 21, 90) dagegen nicht. Von einer allfällig vorhandenen Alveolarmuskulatur könnte man sich sehr gut vorstellen, daß sie für die Retraktilität von Bedeutung wäre. Aber auch die Bronchialmuskulatur, deren Existenz allgemein unbestritten ist, und die durch den efferenten Vagus kontrahiert wird (Lit. 20), könnte von einer gewissen Bedeutung sein insofern, als sie den Bronchialbaum „versteifen" und damit sowohl die Lungendehnung als auch deren Zusammenfallen erschweren würde.

Von verschiedenen Autoren sind akute Änderungen der Lungenretraktilität beschrieben worden. Beim normalen Atmungsvorgang soll die Lunge den Bewegungen des Thorax nicht allein als passiv-elastisches Organ folgen (Lit. 181, 260), sondern sie soll die Atmungstätigkeit aktiv unterstützen, indem sie sich beispielsweise während der Exspiration aktiv verkleinert (Lit. 260). Beim Anlegen eines Pneumothorax können aktive Verkleinerungen (s. S. 43) oder aber auch „Versteifungen" der Lunge (Lit. 206) auftreten. Schließlich sind auch vaskulär bedingte Änderungen der Retraktilität möglich (Lit. 66 u. a.).

C. Brustwand und Zwerchfell.

Anläßlich der Besprechung der Widerstandsatmung und des Trachealverschlusses ist bereits darauf hingewiesen worden, daß, wie wohl von jeder quergestreiften Muskulatur, auch vom muskulären Teil des peripheren Atmungsapparates proprioceptive Widerstandsreflexe ausgehen. Von ihnen soll hier nicht mehr gesprochen werden. Außerdem aber ist der Thorax auch Ursprungsort für gewisse spezifische Atmungsreflexe.

1. Brustwandreflexe.

Atmungsaktivierung durch Thoraxkompression.

1924 hat Wassenaar (Lit. 277) an decerebrierten Katzen beobachtet, daß die Atmungsfrequenz schneller wird, wenn man mit der Hand leicht auf den Thorax drückt. Die Frequenzzunahme ging einzig auf Kosten der Exspiration, d. h. die Exspirationen wurden kürzer. Die Inspirationen konnten dabei sogar länger werden. 1931 hat dann Keller (Lit. 157, 158) dasselbe Phänomen beschrieben für Katzen, deren Hirnstamm im Bereiche des unteren Pons durchgeschnitten worden war und die infolgedessen exspiratorische Atemlosigkeit zeigten. Unter diesen Bedingungen soll schon ein ganz leichtes Berühren der Haut des Thorax genügt haben, um die Tiere wieder zum Atmen zu bringen.

Diese interessanten Befunde haben in der Literatur zunächst kaum einen Widerhall gefunden. Vielleicht wurde die decerebrierte Katze als ein zu spezielles, jedenfalls aber den praktischen Belangen unmittelbar fernstehendes Objekt betrachtet. Vielleicht auch wurde die Tatsache, daß das Phänomen gelegentlich schon durch leichte Berührung der Haut auslösbar ist, dahin gedeutet, daß es sich um die Wirkung eines unspezifischen Hautreizes handeln dürfte. Und daß durch Hautreize die Atmung eventuell angeregt werden kann, war ja längst bekannt. Allmählich jedoch kamen neue Befunde dazu. Das Phänomen blieb nicht auf Katzen beschränkt, sondern wurde auch für Hunde (Lit. 16, 247, 258, 281) und für Kaninchen (Lit. 49, 194) beschrieben. Es konnte mit prinzipiell gleicher Wirkung auch an nicht-decerebrierten, normalen Tieren erhalten werden (Lit. 16, 49, 50, 247, 281). Des weiteren besitzt es unzweifelhaft eine gewisse Atmungsspezifität insofern, als die charakteristische Wirkung nur bei intakten Vagi zu erhalten ist und außerdem verschieden ausfallen kann je nach der Thoraxpartie, an welcher gereizt wird. Und nachdem schließlich im Tierexperiment bei der Atmungslähmung infolge von Morphinvergiftung durch bloße Thoraxkompression sogar überraschende therapeutische Erfolge erzielt werden konnten (Lit. 48, 49), darf man heute erwarten, daß diese besondere Form der Atmungsaktivierung auch für weitere Kreise von Interesse sein dürfte.

Reflexerfolg.

Der Reflexerfolg ist in Abb. 15 an einem Kaninchen dargestellt. Abb. 15a zeigt zunächst die normale Atmungstätigkeit des Tieres. Sie wird deutlich geändert, wenn der Thorax von außen etwas komprimiert wird (15b). Die Kompression wurde in diesem Falle dadurch erhalten, daß ein Gummischlauch leicht um den oberen Thorax gespannt und mittels einer Klemme festgehalten wurde. Die Exkursionsmöglichkeit des Thorax wird dadurch mechanisch etwas behindert. Die Atmung wird infolgedessen etwas flacher . Gleichzeitig aber steigt die Atmungsfrequenz, und zwar vorwiegend auf Kosten der Exspiration. Diese wird verkürzt. Auch die Inspiration kann etwas verkürzt werden. In jedem Falle aber verschiebt sich das Verhältnis der Inspirationsdauer zur Exspirationsdauer zugunsten der ersteren. Die Atmung nimmt deutlich einen verstärkt inspiratorischen Charakter an; sie wird inspiratorisch aktiviert. Dies äußert sich des weitern auch darin, daß der während der Exspirationsphase persistierende inspiratorische Resttonus des Zwerchfells (am Phrenicusaktionsstrom ersichtlich) stärker wird. Die Atmungsänderungen entsprechen im großen ganzen qualitativ etwa dem, was man beim Absaugen (s. S. 34) erhält. Bei strafferem Umspannen des Gummischlauches werden sie entsprechend stärker (Abb. 15c).

Abb. 16 zeigt den gleichen Versuch an einem Kaninchen, dem der Hirnstamm an der Grenze zwischen dem oberen und dem mittleren Ponsdrittel durchgeschnitten worden war. Bei diesem Tier müssen die in-

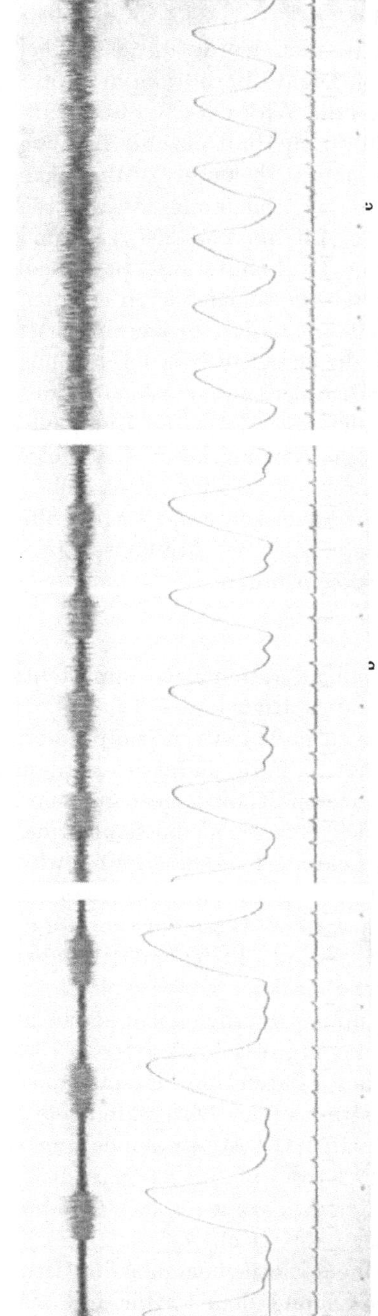

Abb. 15*. Inspiratorische Atmungsaktivierung durch Thoraxkompression (s. Text). Kaninchen in Urethannarkose. Registriert sind (von oben nach unten) das Kathodenstrahloscillogramm des N. phrenicus, das Körperplethysmogramm, das Elektrokardiogramm und die Zeitmarkierung in Sekunden. a) Normalatmung, b) unter leichter, c) unter mittelstarker Thoraxkompression.

* Aus Helv. Physiol. Acta 2, 5 (1944).

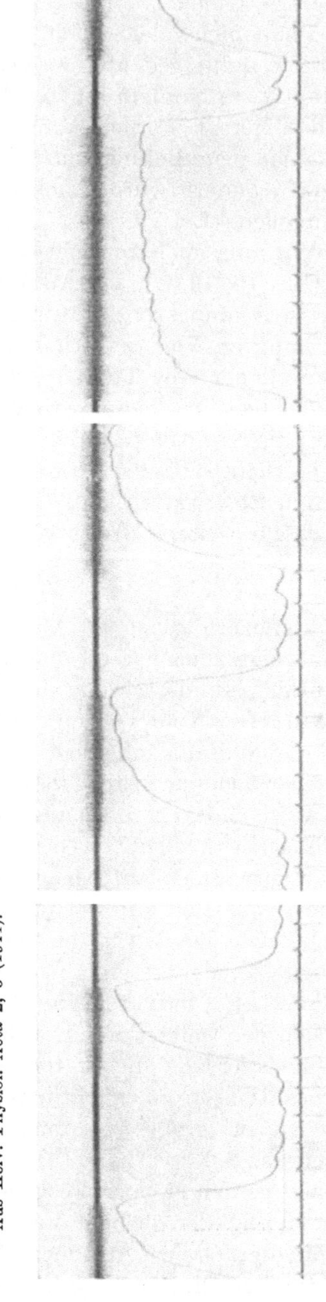

Abb. 16*. Inspiratorische Atmungsaktivierung durch Thoraxkompression. Kaninchen in Urethannarkose, mit Hirnstammschnitt in der rostralen Ponshälfte (s. Text). Legende im übrigen wie für Abb. 15.

* Aus Helv. Physiol. Acta 2, 5 (1944).

spiratorisch aktivierenden Vagusreflexe verstärkt sein (s. S. 12). Wiederum verursacht die Thoraxkompression eine Änderung des Verhältnisses der Inspirationsdauer zur Exspirationsdauer zugunsten der ersteren; und wiederum auch nimmt der während der Exspiration restierende Zwerchfelltonus zu. Die Atmungsfrequenz dagegen wird dieses Mal nicht beschleunigt, sondern umgekehrt verlangsamt. Wir möchten daher vermuten, daß auch bei der Thoraxkompression — wie schon bei der Lungenvolumenverkleinerung — der Frequenzeffekt im allgemeinen sekundärer Natur ist. Das Primäre ist die Phasenverschiebung. Dies kommt hier besonders schön zum Ausdruck, weil bei der Thoraxkompression — im Gegensatz zum Absaugen — die den reinen Phaseneffekt störende Miterregung der Kollapsrezeptoren fehlt. Ist die vagale Inspirationsbereitschaft eines Organismus sehr stark, so kann die Inspiration durch die Kompression des Thorax eine stärkere Verlängerung erfahren als durch die gleichzeitige Verkürzung der Exspiration kompensiert werden kann; die Atmungsfrequenz muß daher abnehmen. Überwiegt hingegen die vagale Exspirationsbereitschaft, so kommt die Phasenverschiebung vorwiegend auf Kosten der Exspiration zustande; die Atmungsfrequenz muß dabei zunehmen.

Reflexogene Zone.

Als reflexogene Zone würde man zunächst wohl die Dehnungsrezeptoren der Lunge in Betracht ziehen, denn erstens kommt der Reflex nur bei intakten Vagi zustande (Lit. 16, 49, u. a.) und zweitens gleicht der Reflexerfolg sehr stark demjenigen einer Lungenvolumenverkleinerung. Tatsächlich aber wird das Lungenvolumen durch die Thoraxkompression *nicht* verkleinert — oder braucht jedenfalls nicht verkleinert zu werden — und trotzdem kommt es zur inspiratorischen Atmungsaktivierung (Lit. 49, 50, 281). Dies ist auch in Abb. 16 sehr schön erkennbar, wo das Körperplethysmogramm eine praktisch unveränderte Atemruhelage anzeigt. Lungenvolumenverkleinerung fällt daher als Ursache des Reflexes außer Betracht.

Der Reflex kann aber anderseits auch nicht mit irgendwelchen unspezifischen Hautreizen in eine Linie gestellt werden. Denn einerseits kommt er gleichermaßen auch zustande, wenn man eine von Haut entblößte Stelle des Thorax drückt, wie er anderseits nicht auftritt, wenn man beispielsweise eine Extremität komprimiert. Die reflexogene Zone ist spezifisch am Thorax gelegen. Gewisse Autoren haben versucht, sie genauer zu lokalisieren und haben die Gegend des distalen Ansatzes des Scalenus medius und des proximalen Ansatzes des Rectus abdominis als reflexogene Zone angegeben (Lit. 281). Dieser Ansicht ist jedoch entgegengehalten worden, daß der Reflex auch noch auslösbar sei, wenn die genannten Muskelgruppen durchgeschnitten sind (Lit. 247). Es bleibt daher zunächst noch bei unserer alten Auffassung (Lit. 49), wonach der Reflex praktisch von jeder beliebigen Stelle des Thorax aus zu erhalten ist, vorausgesetzt, daß die betreffende Stelle in der capitalen Hälfte des Thorax liegt. Die Zone, von der aus der Druck am wirksamsten ist, kann individuell verschieden sein. Sie ist deshalb in jedem Falle zuerst ausfindig zu machen. Relativ oft ist eine latero-laterale Kompression des Thorax auf der Höhe des Herzspitzenstoßes am wirksamsten. Auch von der unteren Thoraxhälfte aus ist der Reflex gelegentlich zu erhalten. Diese Art der Auslösung ist jedoch weniger zu empfehlen, da vom unteren Thorax aus unter Umständen auch gegengleiche, d. h. inspirationshemmende Effekte erhalten werden können (s. unten).

Reflexweg.

Im vorangegangenen Kapitel wurde ausgeführt, daß die reflexogene Zone nicht scharf umschrieben ist. Die für den Reflex letzten Endes verantwortlichen Rezeptoren sind ebenfalls nicht bekannt; wahrscheinlich aber kommen verschiedene in Frage. In Anbetracht dieser Sachlage darf es auch nicht verwundern, daß der afferente Schenkel des Reflexes bisher nicht bekannt ist. Daß er im Vagus verläuft ist wenig wahrscheinlich, obgleich das Zustandekommen des Reflexes an die Intaktheit der Vagi gebunden ist (Lit. 49). Wahrscheinlicher ist, daß er mit irgendwelchen anderen Nervenstämmen auf dem Weg über die hinteren Wurzeln zum Atmungszentrum gelangt. Schon in anderem Zusammenhang wurde gelegentlich den afferenten Cervical- und Thoracalnerven die Fähigkeit zuerkannt, den durch Vagotomie entstandenen Ausfall an Afferenzen teilweise decken zu können (Lit. 212). Wenn aber der afferente Schenkel selbst nicht im Vagus verläuft, anderseits aber der Reflex nur bei intakten Vagi zustande kommt, dann ist anzunehmen, daß die verantwortlichen Afferenzen im ZNS auf vagale Substrate einwirken und erst über diese Substrate auf die Atmungstätigkeit Einfluß nehmen (s. Abb. 3). Dies aber wäre eine weitere Illustration für die weiter oben geäußerte Behauptung, wonach der Vagus, solange er überhaupt funktioniert, in der Atmungssteuerung eine zentrale Stellung einnimmt.

Atmungshemmung durch Thoraxkompression.

Wenn die Kompression nur auf die untersten Teile des Thorax ausgeübt wird, so kann sie unter Umständen auch zu einer Hemmung der Atmungstätigkeit führen. Wir haben das an Kaninchen mit großer Regelmäßigkeit dann beobachtet, wenn der komprimierende Gummischlauch um die untere Thoraxapertur gespannt wurde (Lit. 49). Der Effekt stellt etwa das Gegenteil dessen dar, was man bei Kompression des oberen Thorax erhält. Die Atmung wird in exspiratorischem Sinne verändert, d. h. das Verhältnis von Inspirations- zu Exspirationsdauer verschiebt sich zugunsten der letzteren, die Exspirationen werden abnorm lang. Als Folge davon wird die Atmungsfrequenz langsamer. Der während der Exspirationsphasen persistierende inspiratorische Resttonus verschwindet. Das ganze Bild erinnert an den Effekt einer Lungenvolumenvergrößerung. Der Reflex kommt ebenfalls nur bei intakten Vagi zustande.

Man hat zur Zeit noch keinerlei experimentelle Anhaltspunkte über den genauen Mechanismus des Reflexes. Daß das Lungenvolumen durch das Komprimieren des Thorax vergrößert werden könnte, ist sehr unwahrscheinlich. Möglicherweise aber wird durch die Verkleinerung der unteren Thoraxapertur das Zwerchfell erschlafft und das hinwiederum könnte im Sinne der Auffassung von Hess (s. S. 32) die exspiratorischen Atmungsveränderungen erklären.

Wohl jedem Experimentator ist schon aufgefallen, daß narkotisierte Kaninchen viel langsamer und mit den charakteristischen Zeichen der exspiratorischen Betonung atmen, wenn sie an den Ohren hochgehalten werden, d. h. in „aufrechte“ Stellung gebracht werden. Auch dieses Phänomen ist vagusabhängig (Lit. 112, 200). Der Reflexmechanismus könnte derselbe sein wie der, welcher bei der Einschnürung der unteren Thoraxapertur betätigt wird. Bei den bekanntlich sehr schlaffen Bauchdecken des Kaninchens nämlich wird das Gewicht der Eingeweide den unteren Rippenbogen etwas nach unten und innen ziehen. Allerdings ist auch denkbar, daß der Eingeweidezug sich vorwiegend am Zwerchfell auswirkt, dieses nach unten zieht und damit das Lungenvolumen vergrößert.

Andere Brustwandreflexe.

Es ist anzunehmen, daß die beschriebene Atmungsaktivierung bzw. Atmungshemmung durch äußere Druckeinwirkung nicht die einzigen Atmungsreflexe sind, die von der Brustwand ausgehen. Bisher freilich sind andere kaum bekannt geworden. Du Bois-Raymond und Katzenstein (Lit. 82) geben an, daß durch äußeren Druck auf den Thorax die Stimmritze verengt und beim Nachlassen des Druckes wieder erweitert würde. Das Phänomen soll nicht vom Vagus abhängig sein.

Zwerchfellreflexe.

Die besondere anatomische Lage des Zwerchfells läßt vermuten, daß es als reflexogene Zone für Atmungseffekte eine wichtige Rolle spielen dürfte. Hess war der erste, der dem Zwerchfell eine ganz besondere Bedeutung für die Atmungsregulation zugewiesen hat; seine Ansichten sind auf S. 32 wiedergegeben. Im übrigen jedoch ist die Literatur bisher eher arm an experimentellen Daten, die mit Bezug auf allfällige Besonderheiten seiner Funktion objektive Unterlagen liefern würden. Nachfolgend seien einzelne kurz aufgeführt: Vom Zwerchfell stammende Afferenzen sollen nicht nur im Vagus, sondern auch im Phrenicus selbst verlaufen können (Lit. vide 209 u.a.). Ob durch äußeren Druck auf das Zwerchfell in ähnlicher Weise Reflexe erhalten werden können wie durch äußeren Druck auf den Thorax, ist fraglich;

einzelne Autoren haben auf leichten Fingerdruck vom Abdomen aus Atmungseffekte gesehen (Lit. 252 u. a.), andere dagegen nicht (Lit. 277). Ein Zwerchfellreflex dürfte auch dafür verantwortlich sein, daß nach SARNOFF und Mitarbeitern (Lit. 239) bei der künstlichen Beatmung durch elektrische Phrenicusstimulation die Spontanatmung sistiert, obwohl das pCO_2 des arteriellen Blutes merklich erhöht sein kann. Der afferente Schenkel dieses Reflexes scheint im Vagus zu verlaufen.

Praktische Aspekte.

Von unmittelbarem praktischem Interesse dürfte vor allem die inspirationsaktivierende Thoraxkompression sein. Als unterstützende Maßnahme könnte sie prinzipiell bei jedem Wiederbelebungsversuch in Frage kommen (Näheres siehe Kapitel „Wiederbelebung"); praktische Erfahrungen liegen indessen bisher nicht vor. Da ihre inspirationsaktivierende Wirkung letzten Endes über vagale Mechanismen zustande kommt, dürfte es besonders aussichtsreich sein, sie bei den Formen von Atmungslähmungen anzuwenden, bei denen vagal-exspiratorische Momente im Vordergrund stehen. Als solche kommen praktisch wohl am ehesten Atmungslähmungen bei Vergiftungen mit Morphinderivaten oder mit Barbituraten in Betracht. Im Tierversuch hat sich der therapeutische Nutzen einer Thoraxkompression gerade für den Fall der Morphin- (Lit. 48, 49) und der Barbituratvergiftung (Lit. 16, 281) erweisen lassen.

Abb. 17 illustriert den guten Effekt einer Thoraxkompression für den Fall einer Morphinvergiftung: Das betreffende Kaninchen hatte gerade soviel Morphin intravenös injiziert erhalten, daß die Atmung vollständig stillstand. Abb. 17a zeigt die Verhältnisse während des Atmungsstillstandes; im Phrenicus ist vollständige Aktionsruhe; das Körperplethysmogramm zeigt nur kleine kardiopneumatische Luftbewegungen. Wenn in diesem Zustand ein Gummiband um den Thorax gespannt und dadurch der Thorax leicht zusammengedrückt wird, so wird das Atmungszentrum wieder inspiratorisch tätig (17b). Die Inspirationen sind zwar zunächst noch sehr schwach; sie erfolgten typischerweise synchron mit der Herzaktion (s. S. 70ff.). Wenn man nun das Gummiband etwas straffer anspannt (17c), so wird das Atmungszentrum zu richtigen Inspirationen befähigt. Es resultiert eine reflektorisch induzierte Atmungstätigkeit, welche das Tier vor dem Exitus an Atmungslähmung bewahrt.

Die Besserung der Atmungstätigkeit durch äußeren Thoraxdruck ist im allgemeinen um so eklatanter, je stärker die Atmung darniederliegt. Allerdings ist gerade in diesen Fällen der erwünschten Intensivierung des Erfolges bald einmal eine Grenze gesetzt, weil der Thoraxdruck selbstverständlich nicht beliebig verstärkt werden kann. Reflektorische Anregung und effektive inspiratorische Aktivität des Atmungszentrums können ja letzten Endes nur dann einen praktischen Nutzen bedeuten, wenn die ausgesandten Efferenzen imstande sind, den Widerstand zu überwinden, welchen die Thoraxkompression der Inspirations*bewegung* zwangsläufig entgegensetzt.

Wenn auch bisher noch keine praktischen Erfahrungen über den Nutzen eines zweckmäßig verabreichten Thoraxdruckes vorliegen, so liegen doch Anzeichen vor dafür, daß der Thoraxdruck auch am Menschen inspiratorisch aktivierend wirkt. So gibt GIGON (Lit. 111) an, daß man bei der Messung des Thoraxumfanges größere Werte erhalte, wenn man das Meßband möglichst straff anziehe. Der gleiche Autor berichtet von einem Asthmaanfall, den er schlagartig habe coupieren können dadurch, daß er einen Gummischlauch straff um den Thorax gespannt habe. Bisher habe er leider keine Gelegenheit gehabt, dieses Verfahren bei weiteren Fällen zu probieren.

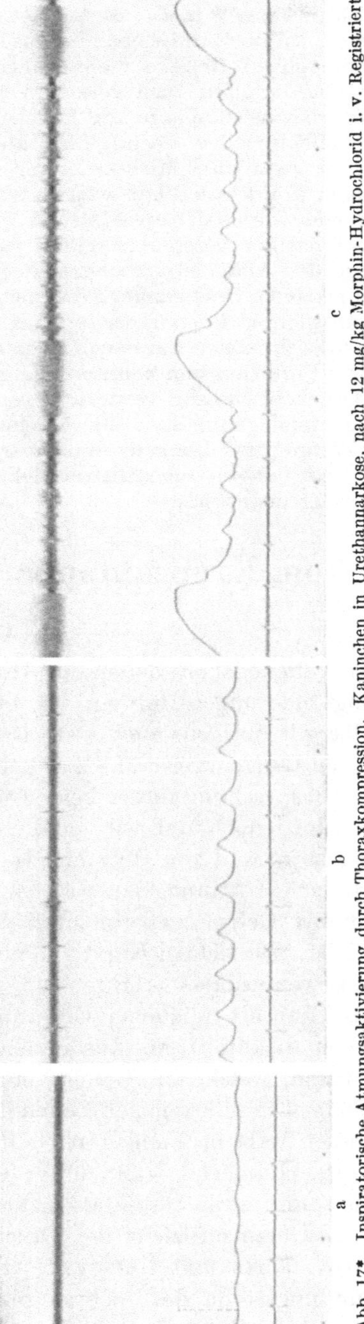

Abb. 17*. Inspiratorische Atmungsaktivierung durch Thoraxkompression. Kaninchen in Urethannarkose, nach 12 mg/kg Morphin-Hydrochlorid i. v. Registriert sind (von oben nach unten) das Kathodenstrahloscillogramm des N. phrenicus, das Körperplethysmogramm, das Elektrokardiogramm und die Zeitmarkierung in Sekunden. *a* = unbeeinflußt, *b* = unter leichter, andauernder Thoraxkompression, *c* = unter stärkerem Thoraxdruck.

* Aus Helv. Physiol. Acta, 2, 5 (1944).

Es gibt nun allerdings auch Phänomene, bei denen die erwartete Übereinstimmung zwischen Klinik und Tierexperiment fehlt. Wenn z. B. beim Kaninchen die Atmungsfrequenz in „aufrechter" Stellung deutlich geringer war als im Liegen, so ist das beim Menschen gerade umgekehrt. Der Mensch atmet beim Stehen um zirka 60% schneller als im Liegen (Lit. vide 175 u. a.); die dadurch erreichte Zunahme der Ventilationsgröße ist wesentlich stärker als der vorhandenen Stoffwechselsteigerung entspricht (Lit. 175). Also müssen Reflexe mit im Spiele sein. Ob eventuell die beim Stehen längs des Körpers herabhängenden Arme einen inspiratorischen Thoraxdruckreflex auslösen, ist nicht untersucht worden. Mit einer solchen Interpretation wäre jedenfalls die Analogie zum Tierexperiment gewahrt. Das Lungenvolumen vermag das Phänomen nicht zu erklären, denn es ist im Stehen eher größer als im Liegen

(Lit. 102, 144, 179 u. a.); es müßte also eher eine Abnahme der Frequenz bewirken. Im übrigen ist noch darauf hinzuweisen, daß die für das Phänomen verantwortlichen Reflexe nicht unbedingt vom Atmungsapparat ausgehen müssen; sie könnten auch vom Kreislauf ausgehen. Möglicherweise können auch psychische Momente zur Erklärung herangezogen werden.

Schließlich sollen noch einige klinische Befunde genannt werden, bei denen wir zwar eine Mitbeteiligung von Thoraxreflexen erwarten würden, ohne daß wir indessen schon wagen würden zu sagen, worin diese Mitbeteiligung besteht oder wie sie sich auswirkt. Wir denken an die angebliche Erleichterung, die Asthmatiker verspüren sollen, wenn man ihnen das Zwerchfell durch Bandage des Abdomens hochdrückt (Lit. 19 u. a.), oder an die subjektiven und objektiven Besserungen, die bei chronischem Lungenemphysem durch ein künstliches Pneumoperitonäum angeblich erhalten werden können (Lit. 105). Schließlich wäre auch zu erwägen, ob nicht auch im Bade Atmungsreflexe in Funktion sein könnten, die irgendwie durch äußere (i. e. hydrostatische) Druckeinwirkung verursacht sein könnten. Es ist jedenfalls bekannt, daß die Atemlage im Bade um 500 bis 700 ml vermindert sein kann (Lit. 97, 165). Wenn diese Lungenvolumenverkleinerung mechanisch bedingt ist, so müßte man davon eigentlich reflektorisch eine inspiratorische Atmungsaktivierung erwarten.

3. Vom Kreislaufapparat ausgehende Reflexe.

A. Herz.

Von reflexogenen Zonen im Herzen, die primär zu reflektorischen Atmungsänderungen führen, ist bisher nur wenig Sicheres bekannt. Dasselbe gilt übrigens auch — in freilich weniger ausgesprochenem Maße — für den Lungenkreislauf. Man kann sich daher fragen, ob es angebracht sei, der Besprechung dieser beiden je ein besonderes Kapitel zu widmen. Uns scheint jedoch, daß wir von diesen beiden Gebieten nicht nur deshalb wenig wissen, weil von Herz und Lungenkreislauf aus keine bedeutsamen reflektorischen Atmungsänderungen möglich wären, als vielmehr deshalb, weil dieses Gebiet experimentell bisher nur relativ wenig bearbeitet worden ist. Die beiden Kapitel könnten daher schon in nächster Zukunft große Erweiterungen erfahren.

Das Herz als möglicher Ursprungsort für Atmungsreflexe wurde gelegentlich diskutiert im Zusammenhang mit der Frage der Atmungsänderungen, welche im Gefolge einer Lungenembolie auftreten können (Lit. 285). Die reflexogenen Zonen dürften in diesen Fällen zwar in überwiegendem Maße im Lungenkreislauf zu suchen sein (vide Kapitel Lungenkreislauf). Immerhin kann unter Umständen auch das Herz in Frage kommen, und zwar besonders in den Fällen, in welchen als Folge einer relativen Herzinsuffizienz der Druck im rechten Vorhof stark ansteigt. Megibow, Katz und Feinstein (Lit. 188) haben bei Hunden an der Einmündungsstelle der rechten oberen Hohlvene in den Vorhof eine pressosensible Zone festgestellt. Drucksteigerungen an dieser Stelle führte zu Erhöhung der Atmungsfrequenz und Vertiefung der einzelnen Atemzüge; aus der vermehrten Tätigkeit der auxiliären Atmungsmuskulatur zu schließen, nahm die Atmungstätigkeit gleichzeitig dyspnoischen Charakter an. Der Reflex kommt nur bei intakten Vagi zustande. Und zwar ist es vermutlich der afferente Schenkel, der im Vagus verläuft. Wir möchten in diesem Zusammenhang daran erinnern, daß AMMANN und SCHAEFER (Lit. 7) an der Katze afferente Vagusfasern haben nachweisen können, die pulssynchrone Aktivitätsschwankungen zeigen und ihren Ursprung von den Einmündungsstellen der großen Venen in den Vorhof nehmen.

Dann soll in diesem Kapitel auch das nach BEZOLD und JARISCH benannte und heute wieder viel bearbeitete Reflexphänomen kurz gestreift werden. 1867 haben BEZOLD und HIRT (Lit. 26) berichtet, daß eine intravenöse Injektion von Veratrin reflektorisch zu Bradykardie und Blutdruckabfall führe. Später hat JARISCH das inzwischen in Vergessenheit geratene Phänomen wieder aufgegriffen und systematisch weiterbearbeitet (Lit. 152 u. a.). In unserem Zusammenhang interessiert es deshalb, weil es nicht nur aus Bradykardie und Blutdrucksenkung, sondern gleichzeitig auch aus einer Atmungshemmung besteht, die bis zum vorübergehenden exspiratorischen Atmungsstillstand gehen kann. Atmungshemmung einerseits und Bradykardie sowie Blutdruckabfall anderseits kommen zwar beide gleichermaßen nur bei intakten Vagi zustande, entspringen aber verschiedenen reflexogenen Zonen (Lit. 73, 75, 80). Die für die Bradykardie und Blutdrucksenkung wichtigen Rezeptoren liegen vor allem im Herzen, und zwar vorwiegend im Gefäßgebiet der linken Coronararterie (Lit. 72, 73 u. a.). Die Rezeptoren für die reflektorische Atmungshemmung dagegen liegen in der Lunge. Über sie soll daher im Kapitel „Lungenkreislauf“ näheres berichtet werden.

B. Lungenkreislauf.

BEZOLD-JARISCH-Reflex.

Das Interesse für das Lungengefäßsystem als mögliche reflexogene Zone für Atmungswirkungen ist in letzter Zeit stark gestiegen. Den äußern Anlaß hierzu haben zum Teil die interessanten Befunde geboten, welche sich aus der intensivierten Bearbeitung des sogenannten BEZOLD-JARISCH-Reflexes (s. oben) ergaben. Der Reflex besteht darin, daß gewisse Veratrum-Alkaloide zu einer Atmungshemmung führen. Er kommt nur bei intakten Vagi zustande. Schon Dosen von 1 Gamma Veratridin pro Kilogramm Körpergewicht, intravenös verabreicht, können genügen, um an Hunden einen etwa 15 Sekunden dauernden vollständigen Atmungsstillstand hervorzurufen (Lit. 80). Der Reflex zeigt das Phänomen der Tachyphylaxie, d. h. die Wirksamkeit einer gleichen Dosis von Veratridin wird immer schwächer, wenn der Stoff in kurzen Intervallen wiederholt verabreicht wird (Lit. 80). Nun sind die Veratrum-Alkaloide zwar körperfremde Substanzen und deshalb braucht der durch sie hervorgerufene Reflex an und für sich keinerlei physiologische Bedeutung zu haben. Dagegen muß im Organismus ein Substrat vorbestehen, welches im Zusammenwirken mit dem an sich körperfremden Pharmakon letzten Endes den Reflex erst erzeugt. Das Substrat an sich ist daher unzweifelhaft „physiologisch". Und wenn es durch Veratrum-Alkaloide angeregt wird, dann wird es wahrscheinlich auch noch andere Momente geben, durch welche es erregt werden kann, auch wenn uns diese zunächst noch unbekannt sein mögen.

Reflexogene Zone.

Das Rezeptorenfeld für die Veratrin-Atmungshemmung liegt im Versorgungsgebiet der Art. Pulmonalis, d. h. in der Lunge. Wenn man das Veratrin nämlich in den rechten Ventrikel injiziert, ist der Effekt sehr viel stärker und kommt früher zustande als wenn in den linken Ventrikel injiziert wurde (Lit. 73, 75, 80). Mit der gleichzeitig auftretenden Kreislaufhemmung dagegen (Bradykardie und Blutdrucksenkung) verhält es sich gerade umgekehrt. Hier liegen die verantwortlichen Rezeptoren zum größeren Teil im Herzen selbst (s. S. 63). Von der Lunge aus kann demgegenüber nur eine sehr schwache reflektorische Kreislaufhemmung erhalten werden (Lit. 73). Die Veratrin-Kreislaufhemmung kann durch Atropin verhindert werden, die Atmungshemmung dagegen nicht (Lit. 73, 80).

Eine genaue Lokalisierung der reflexogenen Zone ist zur Zeit noch nicht möglich. Wahrscheinlich aber dürften die Rezeptoren irgendwo im Gefäßapparat selbst gelegen sein, oder dann in unmittelbarer Nähe desselben. Diese Vermutung drängt sich deshalb auf, weil vom Moment der Injektion des Veratrins in den rechten Ventrikel bis zum Beginn der Atmungshemmung eine Latenzzeit von nur wenigen Sekunden verstreicht. Demnach kann das Veratrin noch nicht weit ins Gewebe gewandert sein.

Die Diskussion um die für die Veratrin-Atmungshemmung verantwortlichen Rezeptoren wäre unvollständig, wenn man nicht die bekannten Dehnungsrezeptoren der Lunge in den engeren Kreis der Betrachtung ziehen würde. Diese nämlich besitzen alle Eigenschaften, welche man in erster Näherung von den zur Diskussion stehenden „Veratrin-Rezeptoren" erwarten müßte. Sie gehören zum Vagus (s. S. 29), sie sind durch Veratrin erregbar (Lit. 192), ihre Erregung führt zu Atmungshemmung (s. S. 33) und diese Atmungshemmung kann durch Atropin nicht verhindert werden (s. S. 45). Daß sie außerdem durch alle möglichen Einflüsse in ihrer Empfindlichkeit quantitativ sowohl als auch qualitativ leicht beeinflußbar sind (Lit. 278), macht es nur um so leichter, ihnen auch für die Atmungshemmung beim Bezold-Jarisch-Reflex eine wichtige Rolle zuzuweisen. Trotz dieser mannigfachen Indizien kann zur Zeit noch nicht als erwiesen gelten, daß die

Veratrin-Atmungshemmung primär über die Dehnungsrezeptoren zustande kommt. Denn Veratrin wirkt auch auf alle möglichen andern Rezeptoren erregend (Lit. 191) und auch andere Vagusafferenzen werden durch Atropin nicht blockiert (s. S. 45) u. a. m. Einer unserer Mitarbeiter ist zur Zeit im Begriff, die mögliche Rolle der Dehnungsrezeptoren dadurch weiter abzuklären, daß er den Bezold-Jarisch-Reflex unter Pleuraanästhesie untersucht. Da ein großer Teil der Dehnungsrezeptoren in der Pleura gelegen ist (Lit. 279), wäre eine starke Abschwächung zu erwarten, wenn die Dehnungsrezeptoren für den Reflex verantwortlich wären.

Spezifität des Reflexes.

Die Spezifität der für den Bezold-Jarisch-Reflex verantwortlichen Rezeptoren ist bei weitem nicht so groß, wie ursprünglich angenommen wurde. Es gibt außer den Veratrum-Alkaloiden noch manche andere Stoffe, welche den Reflex, soweit er bis heute charakterisiert ist, in genau gleicher Weise hervorrufen können. Gewisse Antihistaminika z. B. sind dazu imstande (Lit. 14, 79, 293), dann auch gewisse Phenylguanidin- und Iso-thio-Harnstoffderivate (Lit. 74, 75). Wenn aber die Spezifität der Rezeptoren geringer ist, dann ist umgekehrt die Möglichkeit entsprechend größer, daß der Reflex eine gewisse praktische Bedeutung erlangen könnte. Man wird nämlich, wenn auf intravenöse Injektion eines neuen Arzneistoffes eine Atmungshemmung auftritt, in Zukunft auch an einen Bezold-Jarisch-Reflex zu denken haben.

Lungenembolie.

Die Möglichkeit, daß im Lungengefäßgebiet Atmungsreflexe entstehen können, interessiert dann vor allem auch im Zusammenhang mit den akuten Begleiterscheinungen einer Lungenembolie. Subjektiv steht bekanntlich der plötzliche starke Schmerz im Vordergrund; objektiv kommt es zu einer Änderung der Atmungstätigkeit. Hämodynamisch betrachtet ist die Verkleinerung, welche das Lungengefäßgebiet durch einen steckenbleibenden Embolus erfährt, ohne Bedeutung. Nach den Erfahrungen der Lungenchirurgen (Lit. 41 u. a.) wird ja sogar die Unterbindung eines Hauptstammes der Pulmonalarterie diesbezüglich anstandslos ertragen. Die akuten Begleiterscheinungen einer Lungenembolie sind demnach keinesfalls mit einer mechanischen Überlastung des restierenden Gefäßgebietes zu erklären. Vielmehr müssen Reflexe dafür verantwortlich gemacht werden. Diese Auffassung steht im Einklang mit den Erfahrungen des Tierexperimentes. Wenn man durch intravenöse Injektion von Korpuskeln eine akute, diffuse Embolisierung der Lungen erzeugt, so kommt es immer auch zu Atmungseffekten. Meistens entsteht eine Tachypnoe. Dabei scheint die Anzahl an Emboli, die zu einer bestimmten Atmungsänderung erforderlich sind, um so größer zu sein, je tiefer die Narkose des Versuchstieres ist (Lit. 285). Dies spricht unzweifelhaft für Reflex. Die Versuche mit künstlicher Embolisierung haben weiterhin ergeben, daß die erhaltenen Atmungsänderungen qualitativ etwas verschieden sein können, je nachdem, ob die Embolisierung eher die großen und mittleren Lungenarterien oder eher die kleinen Lungenarterien und Kapillaren betrifft (Lit. 188). Das deutet darauf hin, daß die in Frage stehenden Reflexe in der Gefäßwand selbst entstehen, an dem Ort, wo diese durch den festsitzenden Embolus gereizt wird (sogenannter Intimareflex).

Zur Zeit ist noch nicht bekannt, in welcher Weise die Reizung der Gefäßwand durch den Embolus schließlich zur Atmungsänderung führt. Zwei Möglichkeiten sollen kurz diskutiert werden:

Nach der einen würden die durch den steckengebliebenen Embolus gereizten Nervenelemente zunächst zu einem Spasmus des ganzen Gefäßgebietes führen (Lit. 17, 285). Dadurch würde der Widerstand im Kreislauf erhöht, was dann seinerseits zu einer reaktiven Erhöhung des Pulmonalarteriendruckes führen könnte. Erhöhung des arteriellen Druckes im kleinen Kreislauf aber kann reflektorisch zu Atmungsänderungen führen. Die Lungenarterienwurzel nämlich stellt eine pressosensible Zone dar, von der aus die Atmung in ähnlicher Weise beeinflußt werden kann wie von der Einmündungsstelle der großen Venen in den rechten Vorhof (s. S. 62). D. h. eine Reizung derselben führt zu Erhöhung der Atmungsfrequenz und Vertiefung der einzelnen Atemzüge; gleichzeitig nimmt die Atmungstätigkeit dyspnoischen Charakter an (Lit. 188). Auch in kleinen Lungenarterien sollen pressosensible Zonen vorhanden sein. Sie sollen allerdings vorwiegend nur die Atmungsfrequenz beeinflussen können (Lit. 188). Sie nimmt zu, wenn der Gefäßinnendruck ansteigt. Die Beantwortung der Frage, inwiefern die Atmungsveränderungen bei Lungenembolie letzten Endes aus einer initialen pulmonalen Blutdrucksteigerung resultieren könnten, hängt einerseits ab von der bei Embolie tatsächlich auftretenden Drucksteigerung und anderseits von der Empfindlichkeit der in Frage stehenden pressosensiblen Zonen. Wir würden zur Zeit zwar noch nicht wagen, diese Frage zu verneinen, möchten jedoch darauf hinweisen, daß die pressosensiblen Zonen im Lungenkreislauf nach den Untersuchungen von Heymans und Mitarbeitern (Lit. 142) nicht besonders empfindlich zu sein scheinen.

Nach der andern Auffassung könnten die durch den steckengebliebenen Embolus erregten Nervenelemente direkt auf das Atmungszentrum einwirken. Um was für Nervenelemente es sich dabei handeln soll, weiß man bisher allerdings nicht. Gewisse Autoren ziehen vor allem die Dehnungsrezeptoren hierfür in Betracht; andere Autoren jedoch (Lit. 275) haben trotz ausgedehnter Embolisierung der Lungen nie eine Veränderung in der Aktivität der Dehnungsrezeptoren feststellen können. Wir selbst sehen ebenfalls keine Veranlassung, hier den Dehnungsrezeptoren eine ursächliche Rolle zuzuweisen, denn die Dehnungsrezeptoren liegen ja zur Hauptsache in der Pleura, d. h. in einem Gebiet, wo mittlere oder gar größere Arterien nicht mehr vorkommen. Wenn man schon eine der bisher bekannten vagalen Afferenzqualitäten in Betracht ziehen wollte, so müßte man unseres Erachtens am ehesten an die Kollapsrezeptoren denken (s. S. 31). Von diesen wird angenommen, daß sie vorwiegend um die Gefäße herum angeordnet seien (Lit. 287); jedenfalls zeigen sie bei ihrer Erregung sehr häufig pulssynchrone Aktivitätsschwankungen. Außerdem führt ihre Erregung typischerweise zu Atmungsfrequenzsteigerung, d. h. zu einer Atmungsänderung, der man bei der experimentellen Lungenembolie dann tatsächlich auch begegnet.

Praktische Konsequenzen.

Gesamthaft betrachtet ist unser Wissen über den Lungenkreislauf als reflexogene Zone noch sehr lückenhaft. Immerhin könnten auch die wenigen experimentellen Befunde dem Kliniker gelegentlich schon von Nutzen sein. Wenn z. B. bei starker Linksinsuffizienz Dyspnoe besteht, so wird man damit rechnen dürfen, daß diese zum Teil reflektorisch bedingt ist durch die im Lungenkreislauf gleichzeitig bestehende Drucksteigerung. Man würde demnach theoretisch von einer Blockade des Vagus mittels lokaler Nervenstammanästhesie eine Besserung der Dyspnoe erwarten dürfen. Tatsächlich hat man auch in der Praxis von diesem Verfahren schon gute Wirkungen gesehen (Lit. 280). Oder wenn bei Rechtsinsuffizienz der Druck im rechten Vorhof erhöht ist und gleichzeitig Dyspnoe besteht, wird man zum Teil auch die pressosensiblen Zonen an den Veneneinmündungsstellen dafür verantwortlich machen dürfen. Daß überhaupt an jeder cardialen Dyspnoe Reflexe in irgendeiner Form wesentlich mitbeteiligt sind, ist eine Auffassung, die heute von der Mehrzahl der Autoren geteilt wird (Lit. 124, 196).

C. Körperkreislauf.

Carotissinus.

Auch der Körperkreislauf enthält reflexogene Zonen, von denen aus die Atmung beeinflußt werden kann. Vor allem das Carotissinusgebiet ist diesbezüglich wichtig. Die auf S. 14 beschriebene Sauerstoffmangelatmung soll in erster Linie vom Carotissinus ausgehen. Für die Kohlensäureatmung gilt prinzipiell das gleiche, wenn auch vielleicht etwas weniger ausgesprochen. Auch manche atmungsaktive Pharmaka sollen primär über den Carotissinus wirken. Der Carotissinus scheint daher für die Atmungstätigkeit von größerer Bedeutung zu sein. Er bietet damit ein weiteres illustratives Beispiel für die Auffassung, wonach die normale

Atmungstätigkeit sehr stark durch Afferenzen geformt, d. h. reflektorisch gesteuert ist. Trotzdem möchten wir im Rahmen dieses Buches auf die Carotissinusreflexe nicht so detailliert eingehen wie beispielsweise auf die Vagusreflexe. Das Gebiet ist von andern Autoren extensiv behandelt worden (Lit. 30, 139, 140, 142). Hier sollen nur summarisch die wichtigsten Belange aufgeführt werden.

Anatomie.

Die wichtigsten reflexogenen Zonen liegen im Bulbus caroticus und im Glomus caroticum.

Als *Bulbus caroticus* bezeichnet man die Erweiterung, welche die Carotis communis dort besitzt, wo sie sich in die Carotis interna und externa teilt. Die Erweiterung betrifft vor allem die Abgangsstelle der Carotis interna. Die Gefäßwand ist dort etwas dünner und von rein elastischem Typus. Sie enthält ein reiches Geflecht von Nervenendorganen mit anscheinend besonderen histologischen Merkmalen. Funktionell dürfte es sich um Dehnungsrezeptoren handeln, welche den Grad der Wanddehnung an das ZNS melden. Die afferente Bahn geht über den Nervus caroticus und dann mit dem Glossopharyngicus.

Als *Glomus caroticum* (oder Paraganglion caroticum) bezeichnet man ein kleines, grau-rötliches Knötchen, das in der Adventitia der Teilungsstelle selbst gelegen ist. Es mißt beim Menschen etwa 7 mm im Durchmesser. Seine Afferenzen gehen ebenfalls mit dem N. caroticus.

Presso-Sensibilität.

Das rezeptive Organ für die Presso-Sensibilität des Carotissinus ist der Bulbus caroticus. Er ist zwar nicht in erster Linie für die Atmung, sondern vor allem für die Kreislaufsteuerung wichtig. Wenn bei steigendem Blutdruck die Bulbusspannung zunimmt, so kommt es reflektorisch zu Bradykardie und zur Verminderung des peripheren Widerstandes, d. h. zu Maßnahmen, welche den erhöhten Blutdruck wieder herabsetzen können. Das Umgekehrte tritt ein, wenn der Blutdruck sinkt und damit die Bulbusspannung nachläßt. Die Blutdruckregelung durch den Carotissinus ist nicht in jedem Druckbereich gleich stark. Unterhalb einer absoluten Blutdruckhöhe von 30 mm Hg ist sie kaum mehr vorhanden (Lit. 163).

Praktisch weniger bedeutsam, für unsere Belange jedoch interessanter, ist die *Atmungsregulation*, welche vom Bulbus caroticus ausgehen kann. Mit steigendem Bludruck wird die Atmung gehemmt. Amplitude und Frequenz nehmen ab, mit fallendem Blutdruck wird sie aktiviert. Diese Regulation soll schon bei den physiologischerweise vorkommenden Blutdruckschwankungen nachweisbar sein. Abnahme des Blutdruckes auf 75% des Normalen macht vom Carotissinus aus bereits eine deutliche

Atmungsaktivierung; eine entsprechende Blutdrucksenkung in den Gefäßen des ZNS direkt macht noch keine Atmungsveränderung (Lit. 137). Die presso-reflektorischen Atmungsänderungen sollen am stärksten sein, wenn der Blutdruck in der Carotis um 40 mm Hg beträgt (Lit. 237).

Wenn im Tierversuch auf Adrenalin die Atmung schwächer wird und gelegentlich sogar vorübergehend stillsteht, so soll das zum Teil auf eine direkte zentrale Wirkung des Adrenalins zurückzuführen sein. Zum Teil aber sind sicher auch Presso-Reflexe vom Carotissinus aus beteiligt. Als reflexogene Zone kommt naturgemäß in erster Linie der Bulbus in Frage (Lit. 141). Gewisse Autoren neigen aber zur Annahme, daß es sich letzten Endes um Chemo-Reflexe vom Glomus aus handle (Lit. 107), wie überhaupt zur Zeit verschiedentlich diskutiert wird, inwiefern gewisse Presso-Reflexe in Wirklichkeit als Chemo-Reflexe anzusprechen seien, hervorgerufen durch die mit dem Blutdruck ändernde Durchblutung des Glomus (Lit. 30, 139 u. a.).

Chemo-Sensibilität.

Für die Atmungsregulation wesentlich wichtiger sind die Chemorezeptoren des Carotissinusgebietes. Sie liegen im Glomus caroticum.

Wenn die Atmung unter Sauerstoffmangel frequenter wird (s. S. 15), so dürfte das nach unsern heutigen Kenntnissen in erster Linie und über einen weiten Sauerstoffspannungsbereich die Folge eines im Glomus caroticum entstehenden Reflexes sein. Die Perfusion eines zirkulatorisch isolierten Carotissinuspräparates mit sauerstoffarmem Blut macht eine stärkere Atmungsanregung, als wenn dasselbe Blut direkt durch das ZNS geschickt wird (Lit. 142). Aber auch für Kohlensäure scheint das Glomus caroticum empfindlicher zu sein als das Atmungszentrum selbst (Lit. 142). Die geringen Schwankungen, welche die Kohlensäurespannung des Blutes während der normalen Ruheatmung erfährt, sollen zunächst nur über das Glomus caroticum die Atmung beeinflussen können (Lit. 139). Ändert die Blutkohlensäure jedoch stärker, dann kommt es freilich bald auch zu einer direkten Wirkung der Kohlensäure auf das Atmungszentrum. Auch manche andere atmungserregende Stoffe sollen vom Glomus caroticum aus schon in geringerer Konzentration ihre typischen Wirkungen entfalten als vom ZNS aus. Für Lobelin z. B. — das heute allerdings obsolet ist — wird das angenommen (Lit. 142); dann zum Teil auch für Coramin (Lit. 306).

Andere reflexogene Zonen.

Von weiteren reflexogenen Zonen im Körperkreislauf wäre noch das bekannte Rezeptorenfeld in der Wand des Aortenbogens zu nennen. Dessen Erregungen gelangen mit dem N. depressor zum ZNS. Es funktioniert qualitativ ähnlich wie dasjenige im Bulbus caroticus und dient vorwiegend der Blutdruckregulation. Die Atmungswirkungen treten stark in den Hintergrund.

Anhang.

Weitere Zusammenhänge zwischen Atmung und Kreislauf.

Wie jedes Organsystem mit dem andern gewisse Beziehungen hat, so bestehen auch zwischen der Atmung und dem Kreislauf gewisse Zusammenhänge. Sie sind hier sogar besonders eng. Die Atmungstätigkeit kann ja dem Organismus nur dann von Nutzen sein, wenn der Kreislauf die auszuscheidende CO_2 heranführt und das aufgenommene O_2 wegtransportiert.

Von den vielgestaltigen Beziehungen, die zwischen Kreislauf und Atmung bestehen, möchten wir — der Zielsetzung unserer Abhandlung entsprechend — nur auf diejenigen eintreten, die, *vom Kreislauf ausgehend, an der Atmung effektiv werden*. Auch hier möchten wir noch eine weitere Einschränkung machen und nur über solche zirkulationsbedingten Atmungsphänomene berichten, welche über das Atmungs*zentrum* zustande kommen. Auf rein periphere Phänomene — wie z. B. die Verminderung der Lungenretraktilität bei Lungenödem u. a. m. — soll nicht eingetreten werden. Damit ist eine gewisse Analogie zu den vorstehend behandelten Atmungsreflexen gewahrt.

In diesem Sinne sollen die folgenden zirkulatorisch bedingten Atmungsphänomene Erwähnung finden:

a) Pulssynchrone Atmung,

b) Atmungshemmung durch niedrigen Blutdruck im ZNS,

c) Dyspnoe bei abnorm starker Herinsuffizienz.

ad a) Pulssynchrone Atmung.

Synchronismen zwischen Kreislauf- und Atmungstätigkeit sind bei einfacheren Organismen öfters festgestellt worden. Sie sind vor allem für Forellen (Lit. 15, 83, 177, 289, 290) näher beschrieben worden. Gelegentlich aber können auch beim Warmblüter und im besonderen auch beim Menschen Synchronismen auftreten.

Sie sind vor allem am narkotisierten Kaninchen genauer studiert worden (Lit. 50). Dort kann durch bloßes Komprimieren des Thorax jederzeit ein mehr oder weniger ausgesprochener Synchronismus hervorgerufen werden. Er zeigt sich darin, daß die Inspirationsbewegung bevorzugt in einer ganz bestimmten Phase der Herztätigkeit beginnt. Charakteristisch ist die Koinzidenz zwischen Inspirations*beginn* und Herzrhythmus. Der weitere Verlauf des Atemzuges braucht mit dem Herzrhythmus nichts mehr zu tun zu haben. Er kann sich über 2, 3, 4 oder mehr Herzperioden erstrecken. Die nächste Inspiration aber beginnt wieder in der für den Synchronismus typischen Phase der Herztätigkeit. Die Verhältnisse sind in Abb. 18 wiedergegeben.

Die genauere Analyse des Synchronismus (Lit. 50) hat ergeben, daß die aktive Inspirationsbewegung gerade in dem Moment einsetzt, wo die sogenannten kardiopneumatischen Bewegungen ohnehin einen kleinen Lufteinstrom in die Lungen verursachen würden. Als kardiopneumatische Bewegung bezeichnet man bekanntlich die sehr kleinen Luftbewegungen in der Trachea, welche offensichtlich mit der Periodik der Herztätigkeit in Zusammenhang stehen. Sie sollen durch die periodischen Schwankungen

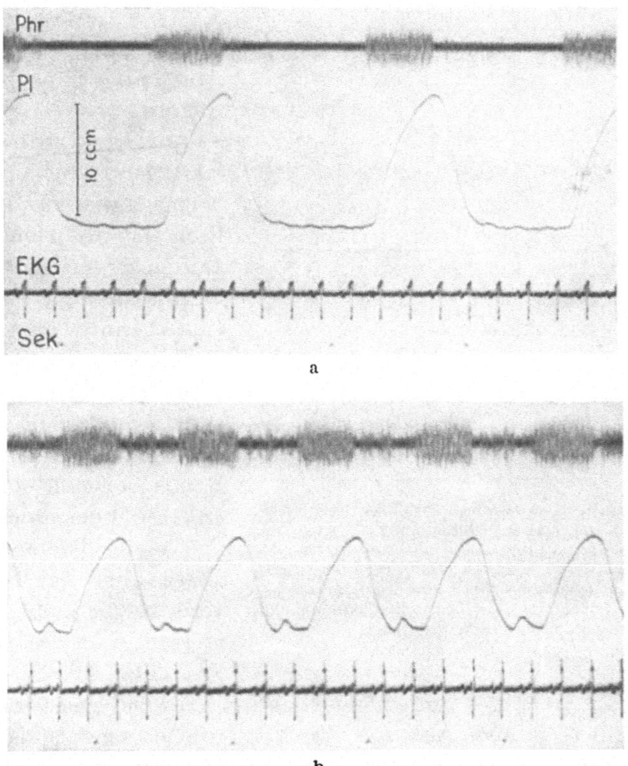

Abb. 18*. Synchronismus zwischen Atmungs- und Kreislauftätigkeit. Urethanisiertes Kaninchen; *Phr* = Kathodenstrahloscillogramm des N. phrenicus; *Pl* = Körperplethysmogramm; EKG = Elektrokardiogramm, Sek = Zeitmarke in Sekunden. 18a = normale Atmungstätigkeit, 18b = Atmung unter kontinuierlicher, leichter, inspirationsaktivierender Thoraxkompression (s. Kapitel C 1). Beachte in 12b die Konstanz der Zeitdifferenz zwischen dem Inspirationsbeginn und der unmittelbar vorangegangenen R-Zacke.

* Aus Helv. Physiol. Acta 2, 591 (1944).

im Blutgehalt der Thoraxorgane verursacht sein (Lit. 148). So wird z. B. während der Systole mehr Blut durch das linke Herz aus dem Brustraum herausgeworfen, als zur gleichen Zeit durch die großen Venen wieder in ihn hineingebracht wird. Man darf annehmen, daß sich Blutausstrom aus dem Thorax und Bluteinstrom in denselben in keinem Moment genau die Wage halten. Die Größe des Brustraumes anderseits ist durch die Atmungstätigkeit in jedem Moment festgelegt. Daher wird ein allfälliges Plus oder Minus an Blutinhalt bei offenen Atemwegen jederzeit mechanisch ausgeglichen werden dadurch, daß ein entsprechendes Volumen Luft aus- bzw. eintritt. Die Empfindlichkeit dieses dauernden kompensatorischen Luftein- und -austrittes ist u. a. durch die Trägheit des Lungenparenchyms bestimmt. Die kardiopneumatischen Einatmungsbewegungen nun zeigen normalerweise zwei Akzentuationen in Form einer stärkeren systolischen und einer schwächeren präsystolischen Lufteinstromzacke (Lit. 147). Gleichzeitig mit der ersteren beginnt in Abb. 18b die Inspirationsbewegung.

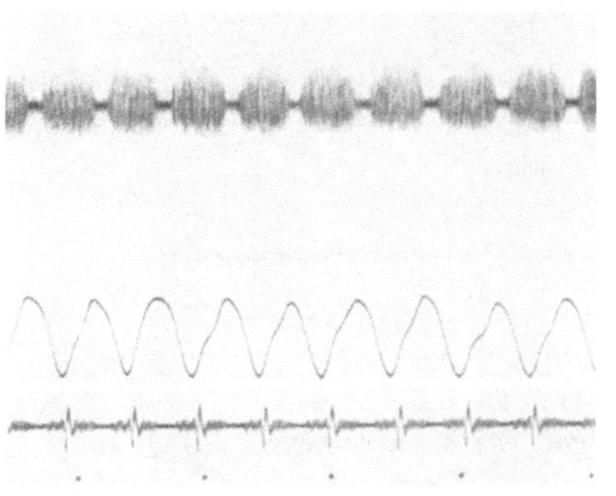

Abb. 19*. Synchronismus zwischen Atmungs- und Kreislauftätigkeit. Kaninchen in Urethannarkose; nach zusätzlicher Morphinvergiftung; unter mittelstarker Thoraxkompression (s. Text!). Registriert sind (von oben nach unten) das Kathodenstrahloscillogramm des N. phrenicus, das Körperplethysmogramm, das Elektrokardiogramm und die Zeitmarkierung in Sekunden.

* Aus Helv. Physiol. Acta 2, 5 (1944).

Auf Grund der frappanten, statistisch gesicherten Koinzidenz zwischen der systolischen kardiopneumatischen Lufteinstromzacke und dem Beginn der aktiven Inspiration könnte man sich die Entstehung des Synchronismus zwischen Herz- und Atmungstätigkeit folgendermaßen erklären: Der Synchronismus kommt bei äußerer Druckeinwirkung auf den oberen Thorax zustande. Diese aber bewirkt reflektorisch (s. S. 55) eine inspiratorische Betonung der Atmung. Die Inspirationsdauer wird relativ länger; der während der Exspirationsphase persistierende Tonus nimmt zu (s. auch Abb. 18). Die Tonussteigerung darf als Ausdruck der verstärkten Inspirationsbereitschaft des Atmungszentrums betrachtet werden. Diese reflektorische Inspirationsbereitschaft muß nun aber gerade auch durch diejenigen Mechanismen, welche die kardiopneumatischen Bewegungen verursachen, periodisch verändert werden. Sie muß beispielsweise eine Verstärkung erfahren, wenn der Brustinhalt gegenüber der Thoraxentfaltung ein Minus aufweist, denn um dieses Minus muß die von außen wirkende Kompression des Thorax effektiver werden. Dasselbe Minus aber verursacht auch den kardiopneumatischen Lufteinstrom. Die geringe zusätzliche Verstärkung der Inspirationsbereitschaft, welche das Atmungszentrum in diesen Momenten erfährt, kann dann genügen, die Inspiration in Gang zu bringen, d. h. die ohnehin schon schwellennahe Bereitschaft zur Inspiration reflektorisch über den Schwellenwert zu heben. Wenn diese Erklärung richtig sein soll, so dürfte am vagotomierten Tier trotz Thoraxkompression kein Synchronismus mehr erhalten werden können. Tatsächlich ist dies auch nicht mehr möglich (Lit. 50). Damit gewinnt die gegebene Erklärung an Wahrscheinlichkeit. Andere Interpretationen, wie z. B. Entstehung auf Grund einer zentralen Irradiation vagaler Afferenzen u. a. m. bleiben daneben allerdings ebenfalls möglich; sie entbehren jedoch bisher konkreter Unterlagen.

In Abb. 19 ist eine pulssynchrone Atmung wiedergegeben, bei welcher die Inspiration auf die präsystolische kardiopneumatische Lufteinstromzacke einsetzt. Es handelt sich um ein mit Morphin vergiftetes Kaninchen, dessen Thorax mittelstark komprimiert ist. Die Pulsfrequenz ist außerordentlich langsam (zirka 110 pro Minute). Der Synchronismus zeigt das Verhältnis 1 : 1.

Die beschriebene Art der pulssynchronen Atmung bietet bisher wohl vorwiegend nur theoretisches Interesse. Über ihre mögliche praktische Bedeutung läßt sich zur Zeit keine verbindliche Aussage machen. Synchronismen sind zwar gelegentlich auch beim Menschen beobachtet worden (Lit. 144), und zwar vor allem bei Kreislaufkranken (Lit. 104, 305 u. a.). Es ist indessen nicht sicher, daß es sich dabei um die gleiche Art von Synchronismus gehandelt hat wie er eben für das Kaninchen beschrieben worden ist. Der Beginn einer Inspirationsbewegung dürfte beim Menschen nur selten so markant sein, daß eine genaue zeitliche Zuordnung zum EKG möglich ist.

ad b) Atmungshemmung durch niedrigen Blutdruck im ZNS.

Wohl jeder Pharmakologe, der routinemäßig neue Substanzen auf eine eventuelle Kreislaufwirkung untersucht, weiß, daß bei intravenöser Injektion einer nahezu letalen Dosis sozusagen immer ein akuter Blutdruckabfall auftritt. Er kann sich in wenigen Sekunden zur vollen Stärke entwickeln und ist wohl meistens durch eine akute unspezifische Herzschädigung verursacht. Wenn er ein gewisses Maß überschreitet, dann tritt immer gleichzeitig — d. h. gegebenenfalls innerhalb von wenigen Sekunden — auch eine Atmungshemmung auf. Die Atmung wird flacher und langsamer; oft steht sie auch vollständig still. Dies ist um so auffallender, als man ja von einem Absinken des Blutdruckes eigentlich eine Atmungsaktivierung erwarten würde, durch Vermittlung des Carotissinus (s. S. 68). Das Phänomen kann nicht damit erklärt werden, daß die betreffenden Substanzen als solche eine atmungslähmende Wirkung haben würden, denn es ist auch mit Stoffen zu erhalten, die an und für sich atmungserregend wirken. Auch die mit der schweren Kreislaufinsuffizienz akut einsetzende Hypoxie der Gewebe kann das Phänomen nicht erklären, denn man weiß auf Grund von Erfahrungen bei der Erstickung, daß das Atmungszentrum höhere Grade von Hypoxie und für längere Zeit ertragen kann, bevor es seine Tätigkeit einstellt. Im Gegenteil, es würde auf die Hypoxie zunächst mit einer Aktivitätszunahme reagieren müssen. Tatsächlich ist das Phänomen mit dem Blutdruck selbst zu erklären (Lit. 52, 53). Das Atmungszentrum kann nur dann inspiratorische Impulse ausgeben, wenn in den Gefäßen des ZNS ein gewisser Minimaldruck besteht. Er beträgt für das narkotisierte Kaninchen etwa 10 mm Hg arteriell. Fällt der Druck unter diesen Wert, so steht die Atmung *sofort* still. Im Druckbereich von 10 bis etwa 30 mm Hg ist zwar noch zentrale Atmungstätigkeit möglich; sie ist jedoch deutlich gehemmt. Die Atmung ist flach; die Exspirationsphasen sind verlängert, die Atmungsfrequenz daher langsamer. Die Hemmung ist um so ausgesprochener, je niedriger der Druck ist; bei 10 mm Hg ist sie vollständig. Oberhalb von etwa 30 mm Hg arteriell ist sie nicht mehr vorhanden. Das Phänomen beginnt also interessanterweise gerade dort, wo die reflektorische Atmungsaktivierung über den Carotissinus aufhört. Bei einer Blutdruckhöhe von etwa 30 mm Hg nämlich sollen die Pressorezeptoren des Carotissinus keine Atmungseffekte mehr erzeugen können (Lit. 163).

Abb. 20 zeigt ein Beispiel für diese beschriebene Art von Atmungshemmung. Es handelt sich um ein urethanisiertes Kaninchen, dessen ZNS nach einem besonderen Verfahren zirkulatorisch isoliert worden war (Lit. 52), so daß es nur noch von der linken Art. carotis aus mit Blut versorgt wird. Durch Anlegen einer Klemme kann diese einzige Gefäßverbindung nach Belieben vorübergehend ausgeschaltet werden. Dies ist in den Abb. 20a und b im Moment „A“ geschehen. Als Folge davon muß der Druck in den Gefäßen des ZNS abfallen. Bei „O“ wird das ZNS durch Wegnehmen der Gefäßklemme wieder an den allgemeinen Körperkreislauf angeschlossen. Als Folge davon muß der Druck in den Gefäßen des ZNS wieder ansteigen.

Abb. 20a zeigt zunächst, wie mit dem Abfallen des Gefäßinnendruckes im ZNS von einem gewissen Druck an die Atmung langsamer wird, um schließlich bei einem Druck von etwa 10 mm Hg vollständig still zu stehen. Das Ganze spielt sich innerhalb von etwa 10 Sekunden ab. Nachdem der Atmungsstillstand genügend lange gedauert hat, um sicher als „Stillstand“ qualifiziert werden zu dürfen, wird das ZNS bei „O“ wieder an den allgemeinen Kreislauf angeschlossen. Daraufhin steigt der Blutdruck im ZNS wieder an. Gleichzeitig kommt auch die Atmung spontan wieder in Gang.

In Abb. 20b wurde während des Atmungsstillstandes der Gefäßinnendruck auf andere Weise vorübergehend erhöht. Vom Seitenast einer T-Kanüle aus, die zwischen der Gefäßklemme und dem ZNS in die linke Carotis eingeschaltet war, wurde körperwarme, sauerstoffreie alkalische (p_H 8,0) Ringerlösung infundiert (während „R“). Auch dadurch wird die Atmung wieder in Gang gebracht, und zwar nach Maßgabe der erhaltenen Druckerhöhung. Durch die verwendete Infusionslösung wurde mit Sicherheit weder ein Säurereiz gesetzt noch auch die Hypoxie vermindert. Wenn die Atmung trotzdem in Gang gekommen ist, so macht das die Bedeutung des Blutdruckes im ZNS als Ursache der Atmungshemmung nur um so offensichtlicher.

Die letzte Ursache dieser besonderen Art von Atmungshemmung ist nicht bekannt. Es könnte sich um einen Pressoreflex handeln, wobei die reflexogene Zone bisher freilich nicht genauer lokalisiert werden kann.

Sie müßte „irgendwo im Gefäßgebiet des ZNS“ liegen; sicher aber liegt sie nicht im Carotissinus (Lit. 52).

Die prinzipielle Bedeutung des Phänomens besteht darin, daß man keine Atmungstätigkeit erwarten darf, wenn nicht der Blutdruck eine

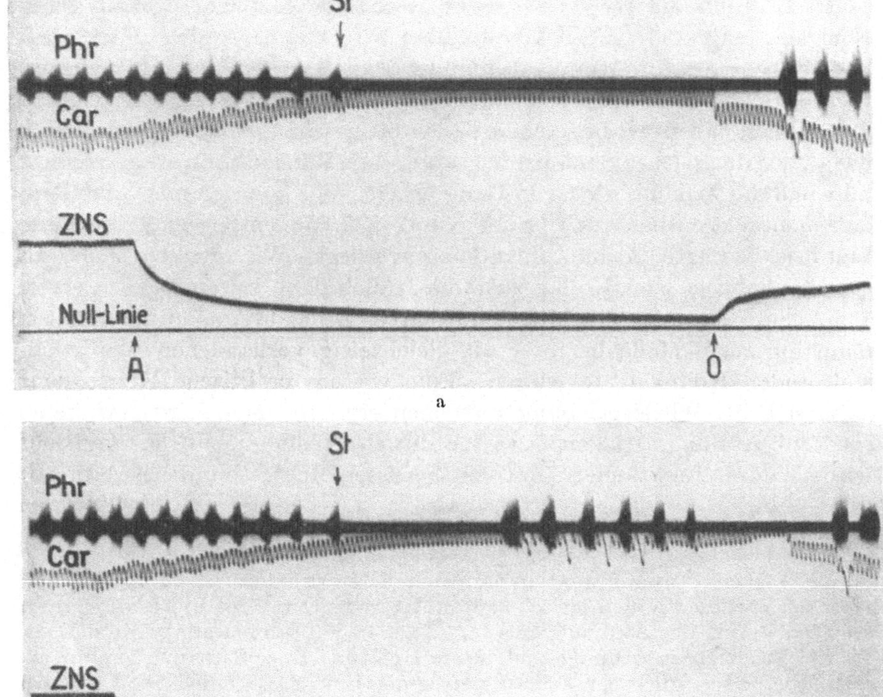

Abb. 20*. Atmungshemmung bei ungenügendem Blutdruck im ZNS. Urethanisiertes Kaninchen. Registriert sind das Kathodenstrahloscillogramm des N. phrenicus (*Phr*), der arterielle Druck im Körperkreislauf (*Car*), der arterielle Druck im zirkulatorisch isolierten ZNS (*ZNS*). „Car“ wird im herzwärts gelegenen Stumpf der unterbundenen rechten Carotis gemessen, „ZNS“ im peripherwärts gelegenen. Übrige Legende s. Text.

* Aus Helv. Physiol. Acta 4, 77 (1946).

gewisse minimale Schwelle übersteigt. Es scheint sich dabei um ein ganz elementares Phänomen zu handeln, denn der Schwellenwert kann auch durch atmungserregende Pharmaka nicht erniedrigt werden (Lit. 92). Das heißt, das in Abb. 20 dargestellte Kaninchen würde auch dann beim gleichen Blutdruck zu atmen aufgehört haben, wenn es beispielsweise unter starker Coramin-einwirkung gestanden hätte.

Eine *praktische Bedeutung* besitzt das Phänomen zunächst wohl vor allem für den Experimentator. Wenn beispielsweise an einem Versuchstier infolge eines schweren operativen Eingriffs der Blutdruck stark gesunken ist und die Atmung gleichzeitig schlecht wird oder sogar ganz aufhört, so wird man nicht nur daran zu denken haben, daß das Atmungszentrum durch die Hypoxie schwer geschädigt sein und deshalb seine Fähigkeit eingestellt haben könnte. Man wird vielmehr auch an die oben beschriebene Art von Atmungshemmung denken müssen und infolgedessen therapeutisch in erster Linie zu blutdrucksteigernden Mitteln greifen. Tatsächlich haben wir in solchen Fällen oft gesehen, daß z. B. Adrenalin, das an sich doch sicher keine atmungsanregende Wirkung hat, ausgezeichnet hilft und die Atmung wieder in Gang bringt. Wir könnten uns vorstellen, daß man gelegentlich auch in der Klinik Situationen begegnet, wo diese blutdruckbedingte Atmungshemmung vorliegt. Wir denken z. B. an schwere Schock- oder Kollapszustände. Auch dann wären wohl in erster Linie blutdrucksteigernde Mittel am Platze. Zentrale Analeptika könnten dann nur nach Maßgabe ihrer oft gleichzeitig vorhandenen blutdrucksteigernden Komponente wirken. Eine weitere praktische Konsequenz kann sich bei Wiederbelebungsversuchen ergeben. Man wird dort keine spontane Atmungstätigkeit erwarten dürfen, solange nicht der Kreislauf wieder soweit funktioniert, daß ein gewisser Mindestblutdruck besteht

ad c) Dyspnoe bei abnorm starker Herzinsuffizienz.

Wenn das Kreislaufminutenvolumen sehr stark sinkt, so kann eventuell trotz der in diesen Fällen oft sehr guten Arterialisierung des Blutes die Sauerstoffversorgung des Atmungszentrums ungenügend sein. Dann wird sich die Stoffwechsellage im Atmungszentrum in Richtung einer Säuerung verändern. Dies aber kann zu einer Atmungserregung führen. Freilich wird die bei Herzinsuffizienz vorhandene Atmungsveränderung nie allein durch diesen Mechanismus bestimmt sein (s. auch S. 67). Das Bild der kardialen Dyspnoe ist in seiner Genese bei weitem noch nicht abgeklärt.

4. Reflexe anderen Ursprungs.

Nicht nur im Atmungsapparat oder im Kreislaufapparat können Atmungsreflexe entstehen, sondern auch in fast jedem anderen Organsystem. Ihre Wirksamkeit ist dann allerdings meistens schwächer. Auch sind sie nur ausnahmsweise an der normalen Atmungsregulation beteiligt. Nachfolgend seien einige kurz genannt.

a) Von der äußern Haut ausgehende Reflexe.

Verschiedene Reize können von der Haut aus zu Atmungsreaktionen führen. Taktile Reize, Kältereize, Wärmereize, Schmerzreize können diesbezüglich wirksam sein. Die Reflexantwort besteht beim Normalen in der

Regel in einem kurz dauernden Atemanhalten; bei schwer darniederliegender Atmungstätigkeit können diese Reize aber auch eine gewisse Atmungsstimulation bewirken. Das heißt, der Reizeffekt ist an sich nicht charakteristisch, sondern er hängt zum Teil von der gerade bestehenden Situation ab. Man wird diese Besonderheit wohl am ehesten dahin auslegen müssen, daß man annimmt, daß die durch Hautreize erzeugten Afferenzen nicht direkt auf das Atmungszentrum einwirken. Tatsächlich sind bisher in der Haut keine spezifischen Rezeptoren für die Atmungstätigkeit nachgewiesen worden. Wenn ein Hautreiz zu Atmungseffekten führt, dann deshalb, weil die Afferenzen des Tast-, Temperatur- und Schmerzsinnes zentral irradiieren können. Man darf daher mit Bezug auf die Atmung wohl mit Recht von „unspezifischen Hautreizen" sprechen.

Der Reiz ist auch dann nicht als spezifisch zu betrachten, wenn beispielsweise ein Hund durch lokale Übererwärmung einer relativ kleinen Hautstelle zum Hecheln gebracht werden kann; vielmehr dürfte es sich hierbei um einen bedingten Reflex handeln (Lit. 121).

b) Von der quergestreiften Muskulatur ausgehende Reflexe.

Über Atmungsreflexe muskulärer Genese wurde schon in Kapital 2 A berichtet. Es handelte sich dabei um proprioceptive Reflexe, die an und für sich bei jeder Muskeltätigkeit tätig sind, die aber, da sie die Muskulatur des Atmungspräparates betrafen, damit zwangsläufig zu Atmungsreflexen wurden. Nun scheinen aber außerdem auch in der übrigen Arbeitsmuskulatur des Körpers Atmungsreflexe entstehen zu können. Diese Möglichkeit ist vor allem im Zusammenhang mit der Frage nach den Ursachen der Arbeitshyperpnoe diskutiert worden. Harrison et al. (Lit. 126) haben an narkotisierten Hunden festgestellt, daß man durch passives Bewegen der Hinterbeine Atmungssteigerung erhalten konnte, und zwar auch dann noch, wenn die venösen Blutabflußwege aus den bewegten Partien vollständig unterbrochen waren. Die Atmungssteigerung trat dagegen nicht mehr auf, wenn zusätzlich auch die nervösen Verbindungen unterbrochen wurden. Die Ursache der Atmungssteigerung soll in Reflexen zu suchen sein, welche von der bewegten Muskulatur ausgehen. Heute wird mehrheitlich angenommen, daß solche Reflexe auch bei der aktiven Muskelbewegung entstehen und daß sie wenigstens zu einem gewissen Teil für die Arbeitshyperpnoe verantwortlich sind bzw. unter Umständen verantwortlich sein können (Lit. 11, 13, 114, 115 u. a.).

Arbeitshyperpnoe. Wenn eben ausgeführt wurde, daß muskuläre Reflexe am Zustandekommen der Arbeitshyperpnoe zwar beteiligt sind, daß sie aber das Phänomen nur zum Teil — und zwar im allgemeinen wohl nur zum kleineren Teil — erklären können, so stellt sich die Frage, welche andere Momente denn bei körperlicher Arbeit noch zu Hyperpnoe führen könnten. Da sind in erster Linie humorale Faktoren nachgewiesen worden, die im arbeitenden Muskel entstehen und dann auf dem Blutwege das Atmungszentrum anregen (Lit. 12, 88, 106 u. a.). Außerdem aber können erwiesenermaßen auch corticale Einflüsse eine ursächliche Rolle spielen insofern, als bei willentlicher Arbeitsleistung wahrscheinlich Impulse von den intrazentralen motorischen Bahnen auf das Atmungszentrum irradiieren (Lit. 11, 13, 126, 201 u. a.). Die Mehrzahl der Autoren steht heute auf dem Standpunkt, daß bei jeder Arbeitshyperpnoe muskuläre Reflexe, humorale Faktoren und zentrale Willensimpulse als Ursachen gleichzeitig nebeneinander bestehen, allerdings in einem individuell sicher verschiedenem Maße (Lit. 67, 115, 116, 205 u. a.).

c) Der Singultus.

Der Singultus (Schluckauf, englisch „hiccup") ist eine reflektorische Atmungsänderung, die in manchen Fällen primär vom Magen ausgehen dürfte. Es handelt sich um eine brüske, gasping-artige Atmungsbewegung. Der genaue Ablauf des Reflexes ist bisher nicht bekannt. Der Singultus hat erhebliche praktische Bedeutung, einmal deshalb, weil er gesellschaftlich unerwünscht ist, und dann vor allem deshalb, weil er gelegentlich zu qualvollen Zuständen führen kann (beispielsweise nach abdominellen Eingriffen). Das Schlucksen kann unter Umständen außerordentlich therapieresistent sein. Als brauchbares und gleichzeitig harmloses Verfahren zu seiner Beseitigung wird angeraten, ein etwa 10%iges Kohlensäuregemisch atmen zu lassen. Eine überzeugende Erklärung für die gute Wirkung dieses Verfahrens steht bisher noch aus. Man könnte sich vorstellen, daß ein durch CO_2 stark aktiviertes Atmungszentrum kleine Extravaganzen der Atmungsregulation, wie Schlucksen und ähnliches, nicht mehr aufkommen ließe. Der Singultus wäre nach dieser Auffassung nur als kleinere Fehlleistung der Atmungsregulation zu betrachten, welcher seine Hartnäckigkeit im allgemeinen vorwiegend der Bahnung zu verdanken hätte, welche mit der periodischen Wiederholung des Phänomens entsteht. Tatsächlich macht man in praxi oft die Feststellung, daß ein Singultus aufhört, wenn es gelingt, seinen regelmäßigen Rhythmus für mindestens zwei bis drei Perioden zu unterbrechen. Dazu eignet sich unserer Erfahrung nach folgendes Vorgehen in ausgezeichnetem Maße: Man inspiriert so tief als möglich und hält in dieser Stellung den Atem so lange wie nur möglich an; gleichzeitiges Pressen ist unnötig.

d) Andere Reflexe.

Wie eingangs erwähnt, kann von fast jedem Organ bzw. Organsystem aus die Atmung gelegentlich einmal reflektorisch beeinflußt werden. Bei starker Belichtung, bei starker Schalleinwirkung usw. sind schon Atmungsänderungen festgestellt worden (Lit. 20). Sie sind jedoch bisher nicht genauer charakterisiert worden und sind wohl auch nicht regelmäßig zu erhalten.

Interessanter dürften die sogenannten Präventivreflexe sein, d. h. diejenigen Reflexe, welche beim Schluckakt, beim Brechakt usw. die Atmungstätigkeit in zweckentsprechender Weise hemmen. Indessen liegen über diese Phänomene bisher keine Detailanalysen vor (Lit. 132).

5. Anwendung auf besondere klinische Probleme.

Wir haben in den vorstehenden Kapiteln öfters Gelegenheit gehabt, darauf hinzuweisen, daß die beschriebenen Atmungsreflexe für die Symptomatik und für die Therapie mancher Atmungskrankheiten bedeutsam sein können. Vor allem der Husten, das Bronchialasthma und die Belange der Wiederbelebung haben in diesem Zusammenhang Erwähnung gefunden. Wir möchten diese drei Probleme nachstehend noch kurz gesondert besprechen, dabei allerdings *nur auf Fragen eintreten, welche mit reflektorischen Atmungsphänomenen in Zusammenhang* stehen.

A. Husten.

Wenn die Exspirationsluft sehr viel schneller als normal ausgestoßen wird und dabei an der Glottis ein charakteristisches Geräusch erzeugt, so spricht man im allgemeinen von Husten. Umfaßt ein Hustenstoß nicht das ganze Atemzugsvolumen auf einmal, sondern wird die Luft in einzelnen Portionen ausgestoßen, so spricht man wohl auch von „Hüsteln". Das erste Charakteristikum des Hustens besteht in jedem Falle darin, daß die Geschwindigkeit der ausströmenden Luft stark erhöht ist. Sie kann an der Glottis Werte von bis zu 100 Metern pro Sekunde (Lit. 233), nach andern Autoren sogar Schallgeschwindigkeit (Lit. 263) erreichen; demgegenüber beträgt die mittlere Strömungsgeschwindigkeit bei der normalen Ruheatmung nur etwa 3 Meter pro Sekunde (Lit. 233). Es ist zu erwarten, daß Materialien, welche der Schleimhaut der Atemwege aufgelagert sind, durch diese hohen Strömungsgeschwindigkeiten mechanisch mitgerissen und damit „ausgehustet" werden können. Der Husten kann diesbezüglich sehr effektiv sein. Wie Stutz (Lit. 263) gezeigt hat, kann sogar eine Bleikugel schon durch einen einzigen leichten Hustenstoß aus einem Bronchus des rechten Unterlappens in die Mundhöhle hinaufgeschleudert werden.

Wenn man bedenkt, was für eine Bedeutung der Husten als klinisches Problem besitzt, so ist man erstaunt, wie wenig eigentlich über seinen Mechanismus bisher bekannt ist.

a) Entstehung des Hustens.

In vielen Fällen kann das Auftreten von Husten mit einem peripheren Reiz in Zusammenhang gebracht werden. Der Husten darf daher als Reflex betrachtet werden.

Reflexogene Zonen.

Als reflexogene Zone kommt in erster Linie die Schleimhaut der zuführenden Luftwege in Frage (s. S. 26). Chemische, thermische, mechanische und andere Reize können von dort aus Husten hervorrufen. Die geringe Spezifität des Hustenreizes läßt es als nur wenig wahrscheinlich erscheinen, daß in den Atemwegen besondere „Hustenreizempfänger“ vorhanden sind. Viel wahrscheinlicher ist, daß alle möglichen Nervenelemente als Rezeptoren funktionieren können. Die Schleimhaut ist besonders hustenempfindlich in der Gegend der bifurcatio trachea (Lit. 164, 172), dann in der Trachea und in den großen Bronchien überhaupt, sowie auch im Kehlkopf, vor allem an dessen hinterer Wand (Lit. 81, 250, 263). Das aber sind gerade diejenigen Abschnitte der Atemwege, deren Querschnitt besonders klein ist. In ihnen muß der Luftstrom besonders hohe Geschwindigkeiten erreichen. Wenn aber der Husten am leichtesten auslösbar ist von den Stellen, an denen auch seine Wirkung am stärksten sein wird, dann darf man ihn wohl als einen Schutzreflex betrachten, dessen Aufgabe darin besteht, reizende Noxen zu entfernen, d. h. „auszuhusten“. Die Schleimhaut der oberhalb des Kehlkopfes gelegenen Atemwege ist weniger hustenempfindlich. Dort steht der Kratschmer-Reflex im Vordergrund, der ebenfalls als Schutzreflex angesehen werden darf (s. S. 25). Die Schleimhaut der feinsten Bronchien ist nur noch sehr wenig hustenempfindlich. Von den Alveolen soll Husten überhaupt nicht mehr auslösbar sein. Die als Reizempfänger tätigen Nervenelemente sollen sich relativ schnell adaptieren. Ein und derselbe Fremdkörper soll, sofern er an der genau gleichen Stelle liegen bleibt, nicht lange als Hustenreiz wirken können. Wird er hingegen fortbewegt — was gerade durch einen Hustenstoß geschehen kann —, so wirkt er erneut als Hustenreiz. Nach dieser Auffassung ist verständlich, weshalb es bei zähen klebrigen Fremdkörpern (beispielsweise bei Bronchitiden) zu eigentlichen Hustenanfällen, d. h. zu Serien aufeinanderfolgender Hustenstöße, kommen kann.

Der Kliniker kann sich gelegentlich vor die Aufgabe gestellt sehen, Husten experimentell erzeugen zu müssen, beispielsweise um ein neues Arzneimittel auf seine hustenstillende Wirkung zu prüfen. Er wird dazu meistens einen von der Schleimhaut der Atemwege ausgelösten Reizhusten wählen, da diese Art von Husten in praxi wohl die häufigste Indikation für hustenstillende Mittel darstellt. Nun kann man tatsächlich beim Menschen einen für experimentelle Zwecke brauchbaren Husten erzeugen dadurch, daß man der Einatmungsluft einen Reizstoff — z. B. NH_3 — zusetzt (Lit. 146, 270). Die Streuung ist jedoch bei diesen Methoden groß. Man wird sie unseres Erachtens vermindern können dadurch, daß man intubiert oder sonstwie darauf bedacht ist zu verhindern, daß primär ein Kratschmer-Reflex auftritt. Bei vorhandenem Kratschmer-Reflex nämlich setzen die Inspirationen nur zögernd ein (s. S. 25); der Reizstoff wird deshalb nicht gleich in voller Stärke auf die hustenempfindlichen Stellen treffen. Außerdem werden die Versuchspersonen durch einen initialen Kratschmer-Reflex über den Moment des kommenden Hustenreizes vor-orientiert, was die Methode von subjektiven Faktoren abhängig macht. Wenn man einen Reizstoff hätte, der intravenös gegeben werden könnte und der dann von den Lungenkapillaren in hoher Konzentration an die Atmungsluft abgegeben würde, könnten wohl alle diese Schwierigkeiten umgangen werden. Der Reizstoff würde unter diesen Umständen mit der Exspirationsluft an die Rezeptoren herangebracht werden und daher den Hustenreflex *vor* dem KRATSCHMER-Reflex auslösen.

Husten kann aber nicht nur in der Schleimhaut der Atemwege entstehen. Eine äußere Druckeinwirkung auf Trachea und Hauptbronchien — beispielsweise durch einen Tumor — kann ebenfalls Husten hervorrufen (Lit. 70, 161 u. a.); auch ein auf die Trachea ausgeübter Zug kann wirksam sein (Lit. 87). Ferner werden reflexogene Zonen für Husten angenommen in der Pleura, im kleinen Kreislauf, im Magendarmtrakt, im äußeren Gehörgang und an manchen anderen Stellen.

In seltenen Fällen wird der Entstehungsort eines Hustens im ZNS selbst angenommen. Für Pertussis z. B. soll das zutreffen; bewiesen ist es allerdings nicht.

„*Hustenzentrum*".

Das zentrale Substrat, über welches der Hustenreflex letzten Endes effektiv wird, liegt in der Medulla oblongata. Man hat denn auch gleich von einem „Hustenzentrum" gesprochen. Es liegt indessen keinerlei Veranlassung vor, für den Husten ein eigenes „Zentrum" anzunehmen (vgl. dazu S. 7). Wie der Atmungsstillstand bei Reizung der Nasenschleimhaut, wie die Atmungsfrequenzbeschleunigung bei der Entblähung der Lungen u. a. m., so dürfte auch der Husten das Ergebnis einer reflektorischen Modulation der normalen Atmungstätigkeit sein. Befunde, wonach durch elektrische Reizung von gewissen Stellen der Medulla oblongata gelegentlich eine hustenähnliche Atmungsreaktion erhalten werden kann (Lit. 34), stehen dieser Ansicht selbstverständlich nicht entgegen.

b) Besonderheiten des Hustenaktes.

Das Charakteristische des Hustens besteht zwar darin, daß die Exspirationsluft beschleunigt und hörbar ausgestoßen wird; indessen ist dies im allgemeinen nicht der einzige Punkt, worin sich der Husten von der normalen Atmungstätigkeit unterscheidet. Auch andere Atmungsgrößen können während des Hustens verändert sein. So ist z. B. die Inspiration, welche dem Exspirationsstoß unmittelbar vorangeht, in vielen Fällen tiefer als normal. Dann ist zu sagen, daß der Exspirationsstoß sozusagen immer unter Zuhilfenahme aktiver exspiratorischer Muskelkräfte erfolgt, und zwar auch bei den Spezies, bei denen die Exspiration normalerweise passiv ist. Und schließlich kann sich — im Gegensatz zur normalen Exspiration — eine kurze Initialphase des Exspirationsstoßes bei geschlossener Glottis entwickeln; diese wird erst geöffnet, wenn der Exspirationsdruck bereits eine gewisse Höhe erreicht hat. Nun besteht zwar wohl kein Zweifel darüber, daß alle diese drei Atmungsänderungen dazu angetan sind, den Effekt eines Hustens verstärken zu können. Hingegen ist damit nicht gleich auch schon gesagt, daß sie für den Hustenakt unerläßlich seien. Dies aber ist eine Frage, die uns in erster Linie interessieren muß. Falls nämlich die eine oder andere dieser begleitenden Atmungsänderungen ein unerläßlicher Bestandteil des Hustenaktes sein sollte, ohne welchen Husten überhaupt nicht möglich ist, so müßten sich damit gewisse therapeutische Perspektiven eröffnen insofern, als die Veränderung eines solchen wichtigen Teilfaktors den Husten als ganzes vermindern könnte. Es soll daher nachstehend kurz diskutiert werden, inwiefern die genannten drei Atmungsänderungen für den Hustenakt wichtig sind.

Bedeutung der vorangegangenen Inspiration.

Wohl jedem Arzt ist bekannt, daß bei schweren Hustenanfällen die Luft nicht nur hörbar ausgestoßen wird, sondern eventuell auch hörbar eingesogen werden kann. Dies ist zum Teil auf eine Vergrößerung des Atemzugsvolumens zurückzuführen. Kroepfli (Lit. 168) hat für den bronchogenen Reizhusten der Katze festgestellt, daß unter sonst gleichen Bedingungen zwischen der Stärke des Hustenstoßes und der Tiefe der vorangehenden Inspiration eine auffallende Parallelität besteht. Der Hustenstoß ist um so kräftiger, je tiefer inspiriert wurde. Dieser Befund ist schon bei einer rein mechanistischen Betrachtung des Problems nicht unerwartet; je stärker der Thorax entfaltet ist, um so kräftiger wird er exspirieren können. Es fragt sich nun aber, ob diese mechanistische Erklärung die einzig zutreffende ist. Wir könnten uns daneben auch eine funktionelle Abhängigkeit der Hustenstärke von der initialen Inspiration denken. Bekanntlich wird das Atmungszentrum mit zunehmender Lungenentfaltung auf dem Reflexwege zunehmend stärker in exspiratorischem Sinne beeinflußt. Es wäre daher denkbar, daß es dadurch auch zu stärkerem Exspirieren und mithin zu stärkerem Husten befähigt würde. Mit dieser Auffassung wäre der verbreiteten Ansicht, wonach der Vagus für den Husten wichtig sein soll (Lit. 164, 172, 199, 245 u. a.), in besonderer Weise Genüge getan.

Die besondere Bedeutung des Vagus für den Husten dürfte zunächst einmal darin liegen, daß der afferente Schenkel des Hustenreflexes unter Umständen im Vagus verlaufen kann (Lit. 81, 199, 245 u. a.). So kann z. B. von der Schleimhaut eines Bronchus kein Husten mehr erhalten werden, wenn der Vagus der betreffenden Seite durchgeschnitten ist (Lit. 199). Außerdem aber scheint der Vagus auch noch aus anderen Gründen für den Husten bedeutsam zu sein: Man hat in Versuchen an Katzen festgestellt, daß ein Anfall von bronchogenem Reizhusten jederzeit coupiert werden kann dadurch, daß man die Atemwege in exspiratorischer Atemlage verschließt (Lit. 59). Nun kann ein Tier bei verschlossenen Atemwegen naturgemäß keine Luft ausstoßen und daher schon deshalb nicht „husten". Auffallend ist aber, daß es nicht einmal einen Versuch zu einem Hustenstoß unternimmt. Der Exspirationsdruck in der Pleura bleibt normal, währenddem er beim Husten typischerweise erhöht ist. Das heißt, unter dem Verschluß der Atemwege werden vom Organismus auch die Vorbereitungen für einen Hustenakt nicht mehr getroffen. Werden die Atemwege wieder freigegeben, so geht der durch den Eingriff unterbrochene Hustenanfall sofort wieder weiter wie wenn nichts geschehen wäre. Es braucht nicht erst ein neuer Hustenreiz gesetzt zu werden. Damit ist bewiesen, daß der Hustenreiz auch während des Verschlusses der Atemwege fortbestanden hatte. Es muß also ein neues Moment dazugekommen sein, das die Vorbereitung zum Hustenakt verunmöglicht hat. A priori ist man geneigt, die Ursache hierfür darin zu sehen, daß durch den Verschluß der Atemwege in exspiratorischer Atemlage der Thorax in einer für eine forcierte Exspiration ungünstigen Stellung festgehalten worden sei. Dies kann indessen nicht der Grund sein. Der Husten hört nämlich auch dann auf, wenn dem Thorax durch Öffnen einer vorbereiteten Pleurakanüle eine normale Inspirationsbewegung ermöglicht wird. Maßgebend für die Unterbrechung des Hustens scheint also nicht das Verhalten des Thorax zu sein, sondern das des Lungenvolumens. Husten scheint nicht möglich zu sein, wenn nicht zuerst die dem geplanten Hustenstoß unmittelbar vorausgehende Inspiration eine Lungenvolumenvergrößerung herbeiführen kann (Lit. 59).

Wir wissen zur Zeit noch nicht sicher, auf welchem Wege das Fehlen der initialen Lungenvolumenvergrößerung im oben erwähnten Experiment zum Aufhören des Hustens geführt hat. Es könnte über die reizauslösende Noxe gehen. Zur Reizauslösung nämlich war den Katzen ein Reizpulver in die Trachea eingeblasen worden. Wenn nun keine Luft mehr in die Lunge einströmt, so wird das Pulver auch nicht mehr weiter in die Peripherie des Bronchialbaumes fortbewegt. Infolgedessen muß es zu einer gewissen Verminderung der Reizstärke kommen. Sie dürfte jedoch nicht ausreichen, um das sofortige und vollständige Aufhören des Hustens zu erklären; man müßte denn schon den in Frage stehenden Reizempfängern einen unwahrscheinlich hohen Grad an Adaptationsfähigkeit zuerkennen. Naheliegender ist es, die Ursache im Verhalten des Lungenvolumens selbst zu sehen. Man könnte sich etwa vorstellen, daß das Atmungszentrum erst dadurch zu einem Hustenstoß befähigt würde, daß ihm durch den afferenten Vagus zunächst vermehrt Dehnungsrezeptorenimpulse zugeleitet werden. *Eine initiale Zunahme der Dehnungsrezeptorenimpulse wäre danach ein wichtiger Bestandteil des Hustenaktes.*

Bedeutung der aktiven Exspiration.

Bei der Ruheatmung des Menschen sind die Exspirationsmuskeln des Thorax normalerweise kaum tätig. Die Exspiration erfolgt passiv, d. h.

sie erfolgt durch die elastischen Kräfte des erweiterten Thorax und der Lunge, allerdings nur nach Maßgabe des Nachlassens der Kontraktur der inspiratorischen Muskulatur. Während die erstgenannten Kräfte im großen und ganzen unveränderlich und durch den Grad der Thorax- und Lungenentfaltung bestimmt sind, kann die Erschlaffung der Inspirationsmuskulatur mit ganz verschiedener Geschwindigkeit vor sich gehen. In der Ruheatmung besteht die Inspiration aus einer relativ langsam an- und wieder abschwellenden Kontraktur. Bei Kohlensäureatmung dagegen geht sowohl die Ausbildung als auch das Nachlassen der Kontraktur viel schneller vor sich; die Innervation der Inspirationsmuskulatur läßt brüsk nach. Damit ist die Exspirationsbewegung sozusagen ausschließlich durch die elastischen Kräfte des erweiterten Thorax und der Lunge bestimmt. Sie erfolgt dementsprechend schneller und muß daher — auch als rein passive Bewegung — zu einer Zunahme der Geschwindigkeit der Exspirationsluft führen. Nun, etwas Ähnliches könnte auch beim Husten vor sich gehen. Jedoch können durch dieses Moment allein bei weitem keine so hohen Luftgeschwindigkeiten hervorgerufen werden, wie sie beim Husten gemessen werden und für den Husten typisch sind. Beim Husten muß daher zusätzlich eine *aktive Kontraktion der exspiratorischen Thorax- und Abdominalmuskulatur* dazukommen. Wenn eine solche nicht vorhanden ist, so liegt definitionsgemäß kein Husten vor, auch wenn die Geschwindigkeit der Exspirationsluft erhöht sein mag.

Im Tierexperiment ist die Frage, ob eine Exspiration aktive Komponenten enthält oder nicht, im allgemeinen leicht zu entscheiden. Man registriert dazu die Aktionsspannungsschwankungen der exspiratorischen Thoraxmuskulatur oder aber besser den Pleuradruck. Der letztere gibt ein universelleres Maß. Wenn er stärker positive Werte erreicht, als den maximalen Werten entspricht, die bei entsprechender Thoraxentfaltung und vollständiger Zwerchfellerschlaffung während der Exspiration auftreten, so muß die Exspiration aktiviert sein. Wenn aber beim Husten der Grad der exspiratorischen Luftstromgeschwindigkeit in überwiegendem Maße durch die aktiven Exspirationskräfte bestimmt ist, dann darf der maximal entwickelte Pleuradruck als ein Gradmesser für die Stärke eines Hustenstoßes gewertet werden.

Bedeutung des initialen Glottisverschlusses.

Der Tracheobronchialbaum zeigt bekanntlich schon bei der normalen Ruheatmung typische Lumenänderungen; er wird inspiratorisch weiter und exspiratorisch enger. Diese Veränderungen sind zum Teil mechanisch bedingt (s. S. 17). Daher werden z. B. die exspiratorischen Verengerungen um so stärker sein, je schneller exspiriert wird. Beim Hustenstoß ist deshalb schon aus mechanischen Gründen eine starke Verengerung des Tracheobronchialbaumes zu erwarten. Das aber hinwiederum muß für den Husten günstig sein, sowohl aus mechanistischen als auch aus funktionellen Gründen. Einerseits wird die Luftgeschwindigkeit größer und der Hustenstoß infolgedessen effektiver sein müssen, wenn eine gleiche Luftmenge in der gleichen Zeit durch ein engeres Rohr getrieben wird. Anderseits wird das engere Rohr aber auch einen größeren Widerstand bedeuten. Deshalb werden exspiratorische Spannungsreflexe auftreten müssen (s. S. 18). Als Folge davon wird die ohnehin aktivierte Exspiration eine zusätzliche reflektorische Verstärkung erfahren.

Zur mechanisch verursachten Lumenverengerung der Atemwege soll nun aber beim Husten noch eine *aktive* muskuläre Konstriktion des Tracheobronchialbaumes kommen. Im besonderen soll die Glottis zu Beginn des Exspirationsstoßes für kurze Zeit vollkommen verschlossen sein. Unter diesen Bedingungen wird die reflektorische Aktivierung besonders stark sein müssen. Der Lungeninnendruck wird stark ansteigen, so daß in dem Moment, wo die Glottis sich öffnet, die Luft mit einer besonders hohen Anfangsgeschwindigkeit ausgetrieben wird.

Der Glottisverschluß ist einer guten Hustenwirkung unzweifelhaft förderlich. Er ist aber nicht unbedingt nötig und ist keineswegs bei jedem Husten vorhanden.

c) Therapeutische Möglichkeiten.

1. Zentral angreifende Mittel. Als Prototyp von zentral angreifenden Hustenmitteln gelten das Morphin und seine Derivate, wie Codein, Dihydrocodeinon und viele andere. Bisher ist nicht sicher bekannt, worauf ihre Wirksamkeit letzten Endes beruht. Es ist aber auffallend, daß alle Morphinderivate, sofern sie eine hustenmindernde Wirkung haben, die exspiratorischen Vagusreflexe verstärken (s. S. 47). Auch das 3,3-Diaethyl-2,4-dioxo-piperidin, das ebenfalls als Hustenmittel verwendet wird („Sedulon"-Roche), hat diese Eigenschaft[E]. Barbiturate[E], dann das 2-dimethylamino-4,4-diphenyl-5-heptanon (Polamidon) und manche seiner Derivate[E] sowie der N-methyl-4,4-phenyl-piperidin-carbonsäure-aethylester (Dolantin)[E] und viele seiner Derivate* wirken ähnlich. Bei diesen letztgenannten ist allerdings die Dosierung, welche für die Verstärkung der exspiratorischen Vagusreflexe erforderlich ist, höher als diejenige, welche für die bekannte sedative bzw. analgetische und spasmolytische Wirkung dieser Stoffe benötigt wird. Nun besteht aber gerade auch in dieser Hinsicht eine auffallende Parallele zu den Erfahrungen der Klinik. Mit allen diesen Mitteln nämlich soll ebenfalls Hustenstillung erhalten werden können; es werden jedoch Dosen benötigt, die bereits deutliche Nebenwirkungen verursachen. Es ist daher zu vermuten, daß die vagal-exspiratorischen Eigenschaften dieser Mittel irgendetwas mit ihrer Fähigkeit zur Hustenstillung zu tun haben. Eine logische

[E] = eigene, unveröffentlichte Untersuchungen.

* Siehe GROSS F. und MEIER R. Schweiz. Med. Wschr. **79**, 1154 (1949).

Erklärung für einen solchen Zusammenhang kann zur Zeit allerdings nicht gegeben werden. Nach unseren heutigen Kenntnissen nämlich würde man von einer Verstärkung exspiratorischer Vagusreflexe sogar eher eine Husten*verstärkung* erwartet haben. Es muß deshalb einer weitergehenden Analyse des Begriffes der „vagalen Exspiratorität" vorbehalten bleiben, das Bindeglied aufzuzeigen, das unseres Erachtens zwischen der exspiratorischen Vaguswirkung der Hustenmittel und der besonderen, vagusabhängigen exspiratorischen Leistung des Hustens bestehen muß.

2. Mittel, die den Hustenreiz verändern. Bei tracheobronchialem Reizhusten kommen gelegentlich Mittel zur Anwendung, welche dadurch, daß sie die lokalen Bedingungen auf der Schleimhaut der Atemwege verändern, eventuell auch den Hustenreiz vermindern können. Die manchmal gute Wirkung von sekretionsfördernden Stoffen z. B. könnte durch einen solchen Mechanismus verursacht sein. Man könnte sich vorstellen, daß durch die vermehrte Absonderung von Schleim die Hustenreizempfänger gegenüber der reizenden Noxe mechanisch etwas geschützt würden.

In schweren Fällen kommt gelegentlich auch eine Anästhesierung der Reizempfänger in Frage. Sie dürfte am einfachsten dadurch zu erhalten sein, daß man ein anästhesierendes Aerosol geeigneter Tröpfchengröße inhalieren läßt.

3. Maßnahmen, die mit dem Hustenablauf interferieren. Wenn der während des Exspirationsstoßes vorhandene aktive Spasmus der Atemwege verhindert werden könnte, so müßte die reflektorische Aktivierung, welche die betreffende Exspiration durch den Widerstandsreflex erfährt, entsprechend schwächer werden. Damit aber wäre auch der Hustenstoß selbst schwächer. Möglicherweise läßt sich die angeblich gute Wirksamkeit mancher Spasmolytica, die heute in hustenlindernden Arzneien so ausgedehnt Verwendung finden, zum Teil nach diesem Mechanismus erklären.

Schließlich soll noch auf folgende theoretische Möglichkeit hingewiesen werden: Wenn tatsächlich die initiale Zunahme der Dehnungsrezeptorenimpulse einen wichtigen Bestandteil des Hustenaktes darstellt (s. S. 82), so müßte es möglich sein, durch Anästhesierung der Dehnungsrezeptoren den Husten zu verhindern. Ein Stoff, der auf dieser Basis hustenstillend wirken soll, befindet sich zur Zeit in klinischer Prüfung (s. S. 45). Gegebenenfalls wäre auch zu prüfen, ob — in Analogie zum Tierexperiment (Lit. 59) — ein Hustenanfall eventuell dadurch coupiert werden könnte, daß sich der Patient bei möglichst kleinem Lungenvolumen (d. h. unmittelbar nach einem Exspirationsstoß) Mund und Nase zuhält. Wenigstens eine vorübergehende Unterbrechung dürfte man von einer solchen Maßnahme erwarten, d. h. eine Unterbrechung für so lange, als der Verschluß der Atemwege aufrecht erhalten und damit die für den Husten erforderliche initiale Lungenvolumenzunahme verhindert wird.

B. Asthma.

Es mag ein gewagtes Unterfangen sein, im Rahmen einer kurzen und vorwiegend theoretischen Abhandlung ein so komplexes klinisches Problem wie das Asthma bronchiale anzuschneiden. Das Asthma kann im Lichte unserer heutigen Erkenntnis nicht mehr als eine nach Aetiologie und Symptomatik einheitliche Krankheit betrachtet werden. Es dürfte vielmehr eine besondere Ausdrucksform des Organismus sein, die sowohl durch verschiedene Ursachen hervorgerufen als auch durch verschiedene Momente modifizierbar sein kann. Infolgedessen ist auch seine Pathophysiologie keineswegs einheitlich. Die Behandlung, die oft nur symptomatisch sein kann, muß sich daher auf vielfältige Möglichkeiten stützen können. Bald steht die eine, bald steht eine andere Störung im Vordergrund des klinischen Bildes. Immer aber ist die Atmungstätigkeit schwer verändert. Je nach den besonderen Merkmalen dieser Veränderung kann man von einem zweckmäßigen Eingreifen in die bestehende Atmungsregulation eine symptomatische Besserung des Zustandes erhoffen. Von solchen Möglichkeiten soll nachstehend kurz die Rede sein.

Wenn sich der pathologische Reaktionsablauf eines Asthma bronchiale mehrmals hintereinander wiederholt, kann er eine *Bahnung* hinterlassen. Als Folge davon können auch andere Ursachen als diejenige, welche ursprünglich zum Asthma geführt hatten, einen asthmaähnlichen Zustand auslösen. So kann z. B. ein Asthma, das ursprünglich auf dem Boden einer Bronchitis entstanden sein mochte, später beispielsweise auch bei körperlicher Arbeit auftreten, an Stelle der Arbeitshyperpnoe. Die besondere Anforderung, die durch die körperliche Arbeit an die Atmungsregulation gestellt wurde, ist mit der gebahnten asthmatischen Fehlleistung beantwortet worden! Die asthmatische Fehlleistung als Ganzes ist so eingespielt, die Veränderungen der dabei beteiligten Atmungsgrößen sind so aufeinander abgestimmt, daß gelegentlich eine irgendwie geartete Beanspruchung von nur einer dieser Größen schon genügen kann, einen asthmatischen Zustand auszulösen.

Dieses besondere Eingespieltsein der Atmungsregulation im Asthma dürfte nun aber anderseits gerade auch gewisse therapeutische Möglichkeiten eröffnen. Wenn es nämlich gelänge, im Anfall eine der beteiligten Atmungsgrößen so stark zu verändern, daß sie nicht mehr in den gewohnten, festgefahrenen Reaktionsablauf paßt, so müßte eigentlich der asthmatische Zustand als Ganzes unmöglich sein. Je brüsker eine solche Änderung bewerkstelligt werden kann und je stärker sie ist, desto größer muß die Chance sein, einen in Gang befindlichen Asthmaanfall damit coupieren zu können. Tatsächlich gelingt es manchen Asthmatikern, durch besondere, willentlich geänderte Atmungstechnik einen Asthmaanfall eventuell schon in statu nascendi zu verhindern. Daß solche Maßnahmen mit der

Zeit von ihrer Wirksamkeit einbüßen können, paßt sehr gut zu der entwickelten Vorstellung; sie werden nach und nach in die asthmatische Fehlleistung miteinbezogen und werden dann nicht mehr störend wirken.

Etwas Ähnliches müßte nun aber eigentlich auch auf pharmakodynamische Weise zu erreichen sein. Wir denken dabei vor allem an eine Anästhesierung der Dehnungsrezeptoren. Wenn es sich um einen Asthmaanfall handelt, der typischerweise mit einer akuten Lungenvolumenvergrößerung einhergeht, so werden Dehnungsrezeptorenimpulse in besonders großer Zahl auf das Atmungszentrum treffen. Diese Tatsache dürfte in die Bahnung einbezogen sein; sie gehört zum Asthmaanfall. Käme sie plötzlich in Wegfall, so müßte eine schwere Störung des asthmatischen Geschehens auftreten, die zum Aufhören des Anfalls führen könnte. Die Möglichkeiten, eine Dehnungsrezeptorenanästhesie zu erhalten, sind auf S. 45 besprochen. Ein elektiv wirkendes Mittel ist zwar zur Zeit noch nicht im Handel. Auch ist die Wirksamkeit des Verfahrens an sich noch nicht erwiesen. Wir möchten indessen daran erinnern, daß man von intravenös verabreichten Lokalanästhetica gelegentlich gute therapeutische Erfolge sehen kann. Sie sind möglicherweise auf eine Dehnungsrezeptorenanästhesie zurückzuführen.

Die asthmatische Bahnung braucht nicht nur auf die bulbären Mechanismen der Atmungsregulation beschränkt zu sein. Sie kann auch höhere nervöse Funktionen in das Asthmageschehen einbeziehen. Bekannt sind Fälle, wo Asthmatiker allein schon auf Grund einer Vorstellung, die mit der ursprünglichen Ursache ihres Leidens Beziehung hat, einen Asthmaanfall bekommen können. Man spricht dann wohl auch von neurotischer Fixierung des Asthmas. Das Diencephalon scheint dabei eine besondere Rolle zu spielen. In solchen Fällen können zentrale Erregungszustände das Auftreten von Anfällen begünstigen. Daher ist bei manchen Asthmatikern auch eine sedative Therapie angezeigt. Vor allem Barbiturate werden in dieser Absicht verwendet.

Die Fehlleistung der Atmungsregulation soll nach gewissen Autoren zum guten Teil darin bestehen, daß das Zwerchfell zu stark tonisiert ist (Lit. 303). Vor allem soll es während der Exspiration nicht genügend erschlaffen können. Nach dieser Auffassung wäre es verständlich, weshalb im Asthma vor allem die Exspiration erschwert ist. Eine genauere Analyse der Exspirationsbewegung hat ergeben, daß sie vor allem in ihrer zweiten Hälfte verlangsamt ist; ihr Anfang kann eventuell noch mit normaler Geschwindigkeit vor sich gehen (Lit. 303). Dies deckt sich vollständig mit dem, was man nach der Theorie erwarten müßte; je kleiner das Lungenvolumen wird, desto stärker muß die ohnehin pathologische Zwerchfelltonisierung zunehmen. Die pathologische Zwerchfelltonisierung wirkt sich besonders dann störend aus, wenn ein Asthmatiker willentlich schnell exspirieren möchte, wenn er beispielsweise eine brennende Kerze ausblasen sollte (Lit. 119). Er ist dazu außerstande, denn unter diesen Umständen wird seine Exspirationsbewegung noch früher abgebremst.

Eine schnelle Exspirationsbewegung ist dem Asthmatiker höchstens „in kleinen Portionen" möglich (Lit. 119). Dabei fehlt es ihm nicht etwa an der absoluten exspiratorischen Kraft. Diese kann im Gegenteil sogar größer sein als beim Normalen (Lit. 119, 118).

Starke Zwerchfelltonisierung bedeutet aber auch starke Lungenentfaltung. Es wäre also nach dieser Theorie auch verständlich, weshalb die Atemlage im Asthma meistens erhöht ist. Die Aufrechterhaltung dieser Atemlage erfordert eine entsprechende Verstärkung der Kontraktur der Inspirationsmuskulatur. Die solchermaßen vermehrte Muskelarbeit aber könnte das ihrige zur Entwicklung der asthmatischen Dyspnoe beitragen.

Wenn die behauptete Verminderung der exspiratorischen Erschlaffungsfähigkeit des Zwerchfells in einem wesentlichen Ausmaß am asthmatischen Geschehen beteiligt ist, so müßte man von Maßnahmen, die im Sinne einer Zwerchfellerschlaffung wirken, einen gewissen therapeutischen Erfolg erwarten dürfen. Tatsächlich lehrt die praktische Erfahrung, daß im Asthmaanfall das mechanische Hochdrücken des Zwerchfells im allgemeinen als angenehm empfunden wird. Die gute Wirkung einer straffen Einbandagierung des Abdomens dürfte nach diesem Mechanismus zu erklären sein. Dasselbe muß aber auch auf pharmakodynamische Weise erreicht werden können. Wir denken dabei vor allem an Stoffe, welche die vagale Atmungssteuerung in exspiratorischem Sinne verändern. Ein charakteristisches Merkmal der vagal-exspiratorischen Betonung nämlich besteht in der Verminderung des während der Exspiration persistierenden Zwerchfelltonus (s. S. 34). Demnach dürfte man beispielsweise vom Morphin, vom Codein und ähnlichen Stoffen (s. S. 47) einen gewissen therapeutischen Erfolg erwarten. Tatsächlich scheinen diese Stoffe in vielen Fällen gut zu wirken. Auf Grund der gleichen Überlegung aber müßten dann auch die Stoffe wirksam sein, welche die Erregbarkeit der Dehnungsrezeptoren steigern, wie z. B. das Trichloraethylen (s. S. 56). Daß Trichloraethylen gleichzeitig etwas narkotisch wirkt, dürfte die Aussichten auf eine Unterbrechung des Anfalls nur noch verbessern. Ein Versuch mit Trichloraethylen wäre also theoretisch gerechtfertigt, ist unseres Wissens aber praktisch bisher nicht durchgeführt worden. Trichloraethylen als peripher angreifendes Mittel, Morphin als zentral angreifendes Mittel, und Hochdrücken des Zwerchfells als mechanisches Verfahren könnten sich in aussichtsreicher Weise kombinieren lassen.

Nach einer andern Auffassung soll das Wesen der asthmatischen Atmungsstörung in einer Verengerung des Lumens der Atemwege zu suchen sein. Tatsächlich dürfte bei manchen Zuständen von Asthma eine solche Lumenverengerung mitbeteiligt sein. Daß sie sich vor allem im Exspirium störend bemerkbar machen muß, ist verständlich. Denn dort wird der Tracheobronchialbaum aus mechanischen Gründen eine zusätzliche Verengerung erfahren, wohingegen er aus den gleichen Gründen während der Inspiration eher etwas erweitert wird. Es ist also nicht nötig, eine aktive bronchokonstriktorische Komponente anzunehmen, die während der Exspiration verstärkt auftreten würde. Wäre dies nämlich der Fall, so müßte man von der Anwendung anticholinergischer Stoffe wie Atropin eine deutliche Besserung des Zustandes sehen, was indessen tatsächlich kaum je zutrifft. Man braucht zur Erklärung des erschwerten Exspiriums aber auch nicht anzunehmen, daß die Exspirationsmuskulatur schwächer ausgebildet sei als die inspiratorische. Tatsächlich ist der Mensch exspiratorisch zu gleicher Kraftentfaltung fähig wie inspiratorisch (Lit. 233); bei der im Asthma erhöhten Atemlage dürfte sogar die exspiratorische Kraftreserve überwiegen.

In den Fällen, da die Lumenverengerung der Atemwege am Asthmageschehen wesentlich beteiligt ist, wird man vor allem von adrenergisch erregenden Stoffen wie Adrenalin, Isopropyl-nor-adrenalin u. a. einen therapeutischen Effekt erwarten dürfen. Adrenergisch erregende Stoffe wirken meistens sehr viel besser als Spasmolytica, was wiederum dafür spricht, daß die Lumenverengerung nur zum kleineren Teil durch aktive Bronchokonstriktion hervorgerufen sein dürfte. Man erklärt sich die Überlegenheit der adrenergisch erregenden Stoffe denn auch damit, daß man die Lumenverengerung in der Hauptsache auf Hyperämie und Schwellung der Schleimhaut, eventuell auch auf Hypersekretion, zurückführt. Mit der Besserung der Widerstandsverhältnisse in den Atemwegen muß dann auch eine Verminderung der Widerstandsreflexe einhergehen. Damit aber liegt wiederum die Situation vor, daß eine Atmungsgröße in einer Weise verändert ist, die nicht zum Gesamtbild der asthmatischen Fehlleistung der Atmungsregulation paßt.

Gelegentlich wird es auch Fälle geben, wo der asthmatische Zustand durch nervöse Reize in Gang gesetzt wird, die von der Schleimhaut der Atemwege ausgehen. Besonders bei bestehenden entzündlichen Veränderungen ist mit einem solchen Auslösungsmechanismus zu rechnen. In diesen Fällen müßte man von einer Anästhesierung der Schleimhaut einen therapeutischen Nutzen erwarten können. Sie ist in gewohnter Weise realisierbar durch Einatmenlassen eines anästhesierenden Aerosols geeigneter Tröpfchengröße. In praxi hat sich dieses Verfahren schon oft als wirksam erwiesen.

Wir sind in unseren vorstehenden Ausführungen nur auf diejenigen Symptome und Zusammenhänge des asthmatischen Geschehens kurz eingetreten, welche gewisse Aussichten auf therapeutische Möglichkeiten *reflektorischer Natur* eröffnen. Selbstverständlich sind damit die pharmakotherapeutischen Möglichkeiten bei Asthma keineswegs erschöpft. Dies um so weniger, als die asthmatische Störung bekanntlich nicht nur die

Atmungstätigkeit betrifft, sondern auch andere Organsysteme in Mitleidenschaft zieht. Nach manchen Autoren soll gerade die primäre Störung eher an andern Organsystemen zu suchen sein. Vor allem der Lungenkreislauf ist hierfür in Betracht gezogen worden (Lit. 143, 263).

C. Wiederbelebung.

Wenn eine ungewöhnliche äußere Einwirkung einen sonst gesunden Menschen derart trifft, daß seine Atmung und seine Kreislauftätigkeit akut zu funktionieren aufhören, so ist ein Versuch zur Wiederbelebung angezeigt. Klassische Indikationen hierfür liegen beispielsweise vor bei der gewaltsamen Erstickung, beim Ertrinken, bei der akuten CO-Vergiftung, beim sogenannten „Narkosezwischenfall" infolge irrtümlicher Überdosierung u. a. m. Ein Wiederbelebungsversuch kann selbstverständlich nur dann Erfolg haben, wenn sich gleichzeitig die Ursache des Scheintodes beheben läßt und wenn ferner der Zustand des Scheintodes nicht so lange bestanden hat, daß er in den endgültigen Tod hat übergehen können. Verschiedene Maßnahmen können zu einer erfolgreichen Wiederbelebung führen. Meistens wird es nötig sein, mehrere davon zweckmäßig miteinander zu kombinieren. Zu einer zweckmäßigen Kombination gehört nun aber nicht nur, daß man unter den verschiedenen Möglichkeiten zweckmäßig auswählt und sie korrekt durchführt, sondern ebenso wichtig ist, daß man die einzelnen Maßnahmen im richtigen Zeitpunkt anwendet. Manche von ihnen sind nämlich nur in ganz bestimmten Stadien der Wiederbelebung angezeigt. So kann z. B. ein zentral erregendes Mittel erst dann etwas nützen, wenn der Kreislauf wieder in genügendem Umfange funktioniert; Maßnahmen, welche die Atmungstätigkeit reflektorisch anregen sollen, haben selbstverständlich nur dann einen Sinn, wenn überhaupt eine gewisse Reflexerregbarkeit wieder vorhanden ist. Wenn im folgenden kurz über Wiederbelebung gesprochen wird, so soll für jede Möglichkeit gerade auch der zweckmäßigste Zeitpunkt für ihre Anwendung gestreift werden. An Maßnahmen selbst sollen vor allem diejenigen Erwähnung finden, die dem Praktiker unmittelbar zur Verfügung stehen.

Für die nachstehende Besprechung von einzelnen Wiederbelebungsmaßnahmen soll der Fall angenommen sein, daß ein Mensch gewaltsam erstickt worden sei, und daß der Arzt ihn treffe in einem Zeitpunkt, da weder Atmung noch Kreislauftätigkeit mehr vorhanden ist. Der Fall bietet den Vorteil einer gut definierbaren Ausgangssituation. Und wenn wir weiter annehmen, daß die Wiederbelebung schließlich zu einem vollständigen Erfolg geführt haben soll, so wird der Patient auch alle Stadien der Erholung durchlaufen müssen, für welche jeweils eine besondere Art von Wiederbelebung angezeigt sein kann.

a) Methoden zur künstlichen Beatmung.

Man kann sich fragen, inwiefern es berechtigt sein mag, die Methoden der künstlichen Beatmung in unserer Besprechung voranzustellen. Wenn nicht zuerst der Kreislauf wieder in Gang gebracht wird, kann ja auch das eigentliche Ziel der künstlichen Beatmung, die Sauerstoffversorgung der Gewebe, nicht erreicht werden. Es sind indessen vor allem zwei Gründe, die uns zu dieser Reihenfolge veranlassen: Zum einen wird man mit den künstlich induzierten Atmungsbewegungen gleichzeitig auch eine gewisse Bewegung des Blutes im Gefäßsystem hervorrufen (s. S. 96); zum andern ist die künstliche Beatmung etwas, was man im konkreten Falle *sofort und ohne jede weiteren Vorbereitungen* wird einleiten können.

Methoden, die keine apparativen Hilfsmittel erfordern.

Sie bestehen im wesentlichen darin, daß man mit dem Körper des Scheintoten in einer Weise manipuliert, die geeignet ist, eine rhythmische Erweiterung oder Verengerung des Thorax herbeizuführen. Dies muß bei offenen Luftwegen zu einem entsprechenden Lufteinstrom bzw. Luftaustritt führen. Der erwünschte Effekt kann nun zwar durch verschiedene Methoden erreicht werden. Die einen sollen besonders wirksam, die andern besonders ungefährlich, die dritten besonders wenig anstrengend sein und was dergleichen Vorteile mehr sein mögen. Praktisch dürfte es vor allem wichtig sein, zu wissen, ob man mit einem bestimmten Verfahren im wesentlichen eine künstliche Einatmung, eine künstliche Ausatmung oder eventuell beides erhält. Als typische Repräsentanten für diese drei Möglichkeiten möchten wir als besonders einfache Verfahren diejenigen von SYLVESTER (Lit. 264), von SCHÄFER (Lit. 241), und von NIELSEN (zit. nach 113) kurz besprechen:

Bei der Methode nach SYLVESTER liegt der Patient auf dem Rücken; die Arme sind gestreckt und dem Körper seitlich angelegt; die Schultergegend ist durch eine Unterlage etwas erhöht. Von dieser Stellung aus wird mit den gestreckten Armen eine Vertikalbewegung von 180 Grad ausgeführt, ohne seitliche Abweichung, so daß die Arme schließlich über dem Kopf des Patienten wieder in die Horizontale zu liegen kommen. Dadurch erfährt der Thorax eine Erweiterung, die konsekutiv zu Lufteintritt in die Lunge führt. Dann werden die Arme auf dem gleichen Wege wieder in ihre ursprüngliche Lage zurückgebracht, womit der Thorax ebenfalls wieder in seine Ausgangsstellung zurückgehen kann. Dieses Zurückgehen erfolgt passiv; die Ausatmung muß durch die Elastizität von Thorax und Lunge bewerkstelligt werden. Gegebenenfalls kann nach dem Zurückführen der Arme ein manuelles Auspressen des Thorax angeschlossen werden.

Bei der Methode nach SCHÄFER liegt der Patient auf dem Bauch; seine Arme sind in der Körperlängsachse nach vorne gestreckt. Damit ist der Thorax in der Ausgangslage erweitert (entsprechend der Einatmungsstellung bei der Methode nach Sylvester). Um die Luftwege freizugeben, ist der Kopf leicht nach einer Seite geneigt. Der Retter kniet über dem Gesäß des Patienten und hält seine Arme möglichst großflächig beidseits den unteren Thoraxpartien angelegt. Von dieser Stellung aus soll der Retter durch eine bloße Gewichtsverlagerung seines eigenen Körpers gleichzeitig eine Kompression des Thorax und ein Hochdrücken des Zwerchfelles durch die Eingeweide erwirken können. Damit wird Luft aktiv aus der Lunge ausgepreßt. Beim Nachlassen des Druckes wird der Thorax infolge seiner Elastizität in seine Ausgangsstellung zurückgehen. Damit kommt es zu einer passiven Einatmung.

Bei der Methode nach NIELSEN liegt der Patient auf dem Bauch; seine Arme liegen in der Körperebene; sie sind so flektiert, daß die übereinandergelegten Hände als Unterlage für die Stirne dienen können; die Ellbogen kommen dadurch stark seitlich beidseits des Kopfes zu liegen. Die Lage der Hände soll während des ganzen Beatmungsprozesses unverändert bleiben. Der Retter kniet zu Häupten des Patienten. Wenn von dieser Stellung aus die Ellbogen, unter möglichster Belassung ihrer seitlichen Position, nach oben und vorne gezogen werden, so wird der Thorax etwas erweitert. Dadurch wird Luft in die Lungen eingesogen. Für den Ausatmungsvorgang werden die Ellbogen nicht nur in ihre Ausgangslage zurückgeführt (bzw. einfach losgelassen!), sondern es wird gleichzeitig fest auf beide Schulterblätter gedrückt. Damit wird eine gewisse Kompression des Thorax erhalten. Die Ausatmung erfolgt also nicht nur durch das passive Zurückgehen des erweiterten Thorax in seine Ausgangslage, sondern zusätzlich noch durch aktive Kompression desselben.

Man hat sich schon immer bemüht, objektive Angaben zu erhalten über die tatsächliche Größe der Einatmung und Ausatmung, die mit diesen manuellen Methoden zu erhalten ist. Manche Autoren haben bezweifelt, daß damit ein Luftwechsel zu erreichen sei, der über den Totraum hinausgeht, und der damit eigentlich erst eine wirksame Ventilation ermöglichen würde. Gegenteilige Angaben waren, wenigstens dann, wenn sie an gesunden Versuchspersonen erhalten wurden, nicht dazu angetan, solche Zweifel zu zerstreuen, denn gesunde Versuchspersonen sind zu solchen Experimenten ungeeignet. Das haben LILJESTRAND und Mitarbeiter (Lit. 176) schon 1913 überzeugend dargelegt.

Trotzdem wurde bis in die neueste Zeit gelegentlich wieder an Gesunden experimentiert. Es sollte sich dabei entweder um besonders Trainierte gehandelt haben, d. h. im besonderen um Leute, die imstande gewesen sein sollen, sich einer künstlichen Beatmung gegenüber rein passiv zu verhalten; oder aber die Versuchspersonen sollen sich in Hyperventilationsapnoe befunden haben. Gegen das Argument der angeblichen Passivität ist einzuwenden, daß von der Atmungstätigkeit bekannt ist, daß sie ihren Rhythmus gegenüber andern starken Rhythmen relativ leicht aufgibt (Lit. 10, 50, 239 u. a.). Dies ist nicht erstaunlich, wenn man bedenkt, wie stark das, was letzten Endes als Lungenatmung manifest wird, durch Reflexe geformt ist. Das Atmungszentrum ist aber selbstverständlich auch im Zustand dieser „Passivität“ aktiv inspiratorisch tätig. Was den genannten trainierten Versuchspersonen als Passivität ihrer Atmung imponiert haben mag, war offenbar die Tatsache, daß sich ihre Atmungstätigkeit dem mechanisch aufgezwungenen Rhythmus gefügt hat und in diesem Rhythmus arbeitete. Bei den in Apnoe durchgeführten Versuchen anderseits ist zu bedenken, daß eine durch willkürliche Überventilation erzeugte Apnoe im allgemeinen eine Vagusapnoe (s. S. 32) sein dürfte. Damit aber dürften die künstlichen Atmungsbewegungen in einem schwer erfaßbaren Maße auch Atmungsreflexe hervorrufen, welche ihrerseits die Ventilationsgröße wesentlich mitbestimmen können.

Die Zweifel, ob mit manuellen Methoden auch wirklich eine Ventilierung möglich sei, können indessen heute tatsächlich als behoben gelten auf Grund der schönen Studie von GORDON, FAINER und IVY (Lit. 113). Diese Autoren haben an über 100 menschlichen Leichen vergleichend beurteilt, was für Ventilationsgrößen mit den verschiedenen Beatmungsmethoden zu erhalten sind. Die Untersuchungen sind nicht nur wegen der großen Zahl der verwendeten Objekte wertvoll, sondern vor allem auch deshalb, weil sie *unmittelbar nach dem Tode*, d. h. längstens innerhalb der ersten Stunde nach Eintritt desselben, durchgeführt wurden. Die Situation hat demnach eine größtmögliche Ähnlichkeit mit derjenigen, mit der man beim Scheintoten zu tun haben wird. Dort darf man ja nur dann auf einen Erfolg hoffen, wenn die Wiederbelebung innerhalb von längstens einer Viertelstunde nach dem Herzstillstand einsetzt (vgl. dazu S. 97ff.). Die Untersuchungen haben ergeben, daß man mit der Methode von SCHÄFER Atemzüge von etwa 250 ml erhalten kann; die Methoden von SYLVESTER und von NIELSEN liefern gar Werte von etwa einem halben Liter. Man kann also mit diesen Methoden tatsächlich eine wirksame Ventilationsgröße erreichen.

Schließlich soll nicht vergessen werden, daran zu erinnern, daß es gelegentlich angezeigt sein kann, einem Scheintoten Atem „einzuhauchen“. Dieses Verfahren dürfte den manuellen Beatmungsmethoden vor allem dann vorzuziehen sein, wenn man auf Grund der Situation nicht mit einer langen Beatmungsperiode rechnen muß. Die Methode hat den großen Vorteil, daß sie auch von Ungeübten wirksam durchgeführt werden kann. Der Retter hat zu diesem Zweck seinen Mund auf den des Scheintoten aufzupressen und dessen Lungen sanft zu blähen; die Nasenöffnungen des Scheintoten sind währenddessen verschlossen zu halten. Eine Überblähung ist dabei wohl kaum zu befürchten. Die Ausatmung soll passiv erfolgen, durch bloßes Freigeben der Mundöffnung. Der Retter wird automatisch — d. h. auch ohne daß er etwas von Atmungsphysiologie zu verstehen braucht — mit gefüllten Lungen zum Blähakt ansetzen. Dadurch wird erreicht, daß der Scheintote zunächst einmal zirka 150 ml Frischluft erhält, nämlich die Totraumluft des Retters. Was darüber hinaus insuffliert wird, ist Alveolarluft. Diese ist zwar etwas sauerstoffärmer; immerhin darf wohl auch ein Sauerstoffgehalt von nur etwa 15% für die reduzierten Ansprüche eines Scheintoten immer noch als hoch bezeichnet werden. Daß mit der Alveolarluft gleichzeitig CO_2 insuffliert wird, kann nur von Vorteil sein. Sie wird von dem Moment an, da das Atmungszentrum wieder erregbar wird, eine erwünschte Atmungsstimulierung bewirken. Wenn der Retter — was wir freilich gleichermaßen als unnötig wie anstrengend erachten — den Sauerstoffgehalt der insufflierten Luft aus irgendwelchen Gründen etwas verbessern möchte, so könnte er dies dadurch erreichen, daß er sich vor jeder Blähung durch einige schnelle Atemzüge überventiliert.

Künstliche Beatmung mit Atmungsapparaten.

Sie kann nach verschiedenen Prinzipien durchgeführt werden. Sehr geeignet sind Pumpen, welche die Lungen von den Atemwegen aus blähen oder entblähen. Die erforderliche Dichtung an Mund- und Nasenöffnung wird durch eine aufgesetzte Atemmaske erhalten. Die Apparate haben, da sie gleichermaßen zuverlässig, billig und einfach zu bedienen sind, zu Recht eine große Verbreitung gefunden. Zur wirksamen Blähung werden im allgemeinen Drucke von etwa 12 mm Hg benötigt. Die Ausatmung erfolgt bei den meisten Typen selbsttätig durch die elastischen Kräfte des Thorax, bei intermittierend geöffneten Ventilen. Ist ausnahmsweise einmal auch mechanisches Entblähen erwünscht, dann wird im allgemeinen mit einem Sog von etwa 10 mm Hg gearbeitet. Für Ungeübte sind indessen die Pumpen vorzuziehen, welche nur blähen.

Die vorgenannten Verfahren sind insofern unphysiologisch, als die Einatmung durch Drucksteigerung von den Atemwegen aus bewerkstelligt wird anstatt, wie normalerweise, durch Sog vom Pleuraraum her. Für die Belange der akuten Wiederbelebung spielt das zwar kaum eine Rolle. Für Zustände jedoch, die eine sehr langdauernde Beatmung erfordern, wie beispielsweise eine Atmungslähmung im Gefolge einer Poliomyelitis, sind Apparate vorzuziehen, bei welchen die Einatmung durch äußeren Sog erhalten wird. Der Körper des Patienten befindet sich in einem geschlossenen, luftdichten Kasten; frei ist nur der Kopf. Die Qualität der Apparate äußert sich vor allem in der Beschaffenheit der Austrittstelle für den Kopf; sie muß eine zuverlässige und doch angenehme Abdichtung ermöglichen. Die Beatmungspumpe ist am Kasten angesetzt. Druckerniedrigung im Kasten wird zu Einatmung führen. Für die akute Wiederbelebung sind diese Systeme wohl weniger geeignet, auch wenn sie gegebenenfalls einmal gerade zur Hand sein sollten.

Andeutungsweise soll noch auf eine weitere Form von künstlicher Beatmung hingewiesen werden, die gleichermaßen elegant wie aussichtsreich ist, die elektrische Phrenicusreizung (Lit. 239, 240, 282). Durch intermittierende Phrenicusreizung wird der normale Inspirationsvorgang wahrscheinlich noch besser nachgeahmt als mit dem Saugkasten. Bei Verwendung passender Elektroden kann die Reizung auch von außen, d. h. durch die unverletzte Haut hindurch, vorgenommen werden. Die Methode kommt vor allem für Zustände in Frage, die eine lang dauernde Beatmung erfordern, wie beispielsweise bei Poliomyelitis; für die akute Wiederbelebung kommt sie wohl kaum je in Betracht. Von allen bisherigen Methoden dürfte sie dem Patienten die größte Bewegungsfreiheit erlauben. Bei Atmungslähmung infolge einer peripher neuro-muskulären Störung (wie beispielsweise bei Curareüberdosierung) wird sie selbstverständlich nicht wirksam sein können.

Schließlich soll noch die sogenannte „Schaukelmethode“ (Lit. 89 u. a.) erwähnt werden, die heute von gewissen Seiten propagiert wird. Im Prinzip wird der Patient in Bauchlage längs auf ein Brett aufgebunden und um eine Achse geschaukelt, welche etwa quer unter seinen Hüften durchgeht. Ist der Kopf unten, so wird das Gewicht der Eingeweide das Zwerchfell nach oben drücken, kommt er nach oben, so werden die Eingeweide umgekehrt einen Zug auf das Zwerchfell ausüben. Die Methode ist sicher einfach und wenig anstrengend in der Handhabung; sie darf auch eine gewisse Originalität beanspruchen. Indessen leistet sie nicht mehr als die Methode nach SCHÄFER (Lit. 113). Da ihre Anwendung aber das Vorhandensein eines Apparates voraussetzt, darf sie mit den manuellen Methoden gar nicht verglichen werden; den apparativen Methoden aber ist sie sowohl an Zuverlässigkeit als auch an Wirksamkeit unterlegen. Dagegen wäre es denkbar — zumindest theoretisch —, daß sie bei stillstehendem Herzen eine etwas stärkere Blutbewegung veranlassen könnte. Dies wäre indessen erst noch zu beweisen.

b) Methoden zur Wiederherstellung der Kreislauftätigkeit.

Wenn eine künstliche Beatmung schließlich zu einem Erfolg führen soll, so muß selbstverständlich dafür gesorgt werden, daß das in der Lunge oxygenierte Blut nicht an Ort und Stelle liegen bleibt, sondern tatsächlich auch in die Gewebe gelangt. In dem hier supponierten Fall von gewaltsamer Erstickung aber soll das Herz bereits zu schlagen aufgehört haben. Daher muß die nächste ärztliche Aufgabe darin bestehen, Maßnahmen einzuleiten, welche das stagnierende Blut irgendwie in Bewegung setzen.

Dies kann bis zu einem gewissen Grade schon durch die künstlichen Atmungsbewegungen geschehen (Lit. 159 u. a.). Genauere Messungen mit radioaktiven Tracern an toten Hunden haben ergeben, daß durch das mechanische Blähen und Entblähen das Blut in der normalen Richtung etwas vorwärtsbewegt wird. Durch eine 10 Minuten dauernde Beatmung konnte eine Blutprobe von den Lungenkapillaren bis in die peripheren Körperarterien verschoben werden (Lit. 269). Wenn eine solche Blutbewegung zum Leben selbstverständlich auch nie wird genügen können, so wird sie doch den Eintritt des endgültigen Zelltodes etwas hinausschieben können. Damit aber ist vielleicht gerade die Zeit gewonnen, die nötig ist, um wirksame Maßnahmen vorzubereiten und einzuleiten. Die Ursache der beschriebenen Vorwärtsbewegung dürfte im Herzen zu suchen sein, und zwar wahrscheinlich in den Vorhöfen. Jedenfalls dürften die Vorhofsdrucke bei der mechanischen Beatmung rhythmische Schwankungen erfahren, die eventuell ganz erheblich sein können (Lit. 288). Die Vorhöfe könnten daher wie eine Pumpe wirken.

In Kliniken kann eventuell eine manuelle Massage des freigelegten Herzens in Frage kommen. Ganz abgesehen davon, daß eine solche Maßnahme einen starken Reiz darstellt, der geeignet sein kann, die spontane Herztätigkeit wieder in Gang zu bringen, wird man mit ihr schon rein mechanisch eine gute Blutbewegung erreichen. An Hunden konnten durch manuelle Herzmassage bis zu 25 ml Blut pro Minute und Kilogramm Tiergewicht gefördert werden (Lit. 153), was — auf die Verhältnisse des Menschen umgerechnet — doch immerhin etwa ein Drittel des Ruheminutenvolumens ausmacht.

Während der Zeit, da die künstliche Beatmung eine minimale Blutzirkulation aufrecht erhält, muß versucht werden, die Kreislauftätigkeit als Ganzes wieder in Gang zu bringen. Dies kann durch Pharmaka geschehen. Sie sind — solange das Herz noch nicht wieder funktioniert — selbstverständlich nicht etwa intravenös, sondern nur intrakardial zu applizieren. In erster Linie kommen adrenergisch erregende Stoffe in Frage, und zwar vor allem das Adrenalin selbst; in Dosen von etwa 50 Gamma. Bei Wirkungslosigkeit darf die Dosis unbedenklich gesteigert werden; über ein halbes Milligramm zu geben dürfte freilich wenig Sinn haben. Die Injektion soll nach Möglichkeit in den rechten Vorhof erfolgen. Gleichzeitig kann zur Verhinderung der Blutgerinnung Heparin beigegeben werden.

c) Erfolgsaussichten eines Wiederbelebungsversuches.

Die Aussichten, einen Scheintoten wieder zum Leben bringen zu können, sind naturgemäß um so größer, je früher mit der Wiederbelebung begonnen werden kann. Eine Zusammenstellung der einschlägigen Literatur scheint zu ergeben (Lit. 234), daß kein Fall von Erfolg gekrönt war, bei welchem zwischen dem Aufhören der Atmung und dem Beginn der ersten Wiederbelebungsmaßnahme nachweislich mehr als 15 Minuten verstrichen waren. Wir sind indessen der Meinung, daß man auch nach einem etwas längeren Intervall noch auf einen Erfolg hoffen darf, und zwar deshalb, weil man nie genau wird sagen können, wie lange nach dem Aufhören der Atmungstätigkeit noch eine Herztätigkeit fortbestanden hat. *Das Fortbestehen der Kreislauftätigkeit aber ist für die Erhaltung des Lebens unmittelbar wichtiger als die Atmung.* Diese Tatsache kann eindrücklich demonstriert werden in Versuchen, wie etwa den folgenden[E]:

An narkotisierten Kaninchen wurden sowohl die Körpervenen als auch die Lungenvenen je an ihren Eintrittsstellen in die Vorhöfe unterbunden und peripher von der Unterbindungsstelle durchtrennt. Der Kreislauf ist damit an beiden Vorhöfen vollständig unterbrochen; das aus Lunge und Körper ankommende Blut fließt frei in die Brusthöhle aus. Von dort wird es gesammelt, in zwei getrennte Reservoirs gepumpt und von dort dem rechten bzw. linken Vorhof durch eine weite Vorhofkanüle wieder zugeleitet (betr. methodische Details vide Lit. 58). Unter diesen Bedingungen kann der Kreislauf annähernd normal weiterfunktionieren; das Herzminutenvolumen erreicht Werte von bis zu 70 ml pro Kilogramm Tiergewicht; der Druck in der Carotis kann während längerer Zeit 60 bis 80 mm Hg betragen. Wenn nun diesen Tieren eine gewisse Menge arteigenes, aber körperfremdes Blut infundiert wird, so reagieren sie fast immer mit einem Krampf der Lungenarterien. Dieser wird nach kurzer Zeit so hochgradig, daß das rechte Herz überhaupt kein Blut mehr durch den kleinen Kreislauf treiben kann. Ist der Krampf einmal voll ausgebildet, so läßt er nicht mehr nach. Das rechte Herz wird insuffizient und stellt seine Tätigkeit bald endgültig ein. *Damit liegt die besondere Situation*

[E] = eigene, unveröffentlichte Untersuchungen.

vor, daß der Körperkreislauf allein weiterfunktioniert. Das Blut, das er fördert, wird jedoch infolge des Ausfalls des Lungenkreislaufs nicht mehr arterialisiert. Es gelangt von den Ausflußstellen an den großen Hohlvenen über das Reservoir direkt wieder in den linken Vorhof. Nach wenigen Minuten schon ist es tief dunkelblau, schließlich sozusagen schwarz. Aber selbst mit diesem Blut kann der Körperkreislauf noch länger als eine Stunde weiterfunktionieren, mit einem nahezu normalen Minutenvolumen und einem arteriellen Druck von 80 bis 100 mm Hg! Das heißt, trotz dem Fehlen jeglicher Sauerstoffzufuhr hat das Vasomotorenzentrum noch über eine Stunde lang seinen Dienst versehen. Es muß also auch mit einem anoxybiotischen Stoffwechsel arbeiten können. Voraussetzung ist nur, daß in den Gefäßen eine Flüssigkeit zirkuliert, die geeignet ist, die anfallenden Schlacken zu entfernen. Die Entgiftung der Schlacken ist dann in unserem Falle durch andere Körperorgane vollzogen worden, offenbar ebenfalls auf Grund einer anoxybiotischen Leistung.

Wenn nach den vorgenannten Versuchen angenommen werden muß, daß in erster Linie der Zeitpunkt des Aufhörens der Blutzirkulation für die Erfolgsaussicht eines Wiederbelebungsversuches entscheidend ist, dann stellt sich die weitere Frage: Wie lange nach dem Sistieren der Kreislauftätigkeit darf man noch auf einen Erfolg hoffen? Allgemein verbindliche Aussagen können hierüber naturgemäß nicht gemacht werden. Immerhin wird ein kürzlich von Wolff (Lit. 297) genau beschriebener Fall gewisse Anhaltspunkte geben können: An einem Menschen mittleren Alters sollte eine Thorakoplastik vorgenommen werden. Wenige Minuten nach der Injektion des Lokalanästhetikums trat Atmungsstillstand auf; offenbar war das periradiculär injizierte Lokalanästhetikum unbeabsichtigterweise in den Cerebrospinalkanal gelangt. Zwei Minuten nach Auftreten des Atmungsstillstandes stand auch das Herz still. Sofort wurde künstliche Beatmung eingeleitet; das Herz wurde freigelegt und massiert. Vom Moment des sicheren Herzstillstandes bis zum Beginn der Herzmassage sollen nachweislich *mehr als 6 Minuten* vergangen sein. Der Patient konnte gerettet und später ohne erkennbare Schädigung von Seiten des Kreislaufes oder des ZNS aus dem Spital entlassen werden! Im Tierexperiment anderseits kennt man Fälle, wo noch nach einer 28 Minuten dauernden vollständigen zirkulatorischen Ausschaltung des ZNS wieder eine spontane Atmungstätigkeit erhalten werden konnte (Lit. 259).

Eine weitere Frage, die mit der vorgenannten eng zusammenhängt, ist die, wann man wohl einen in Gang befindlichen Wiederbelebungsversuch als nutzlos abbrechen darf. Auch diesbezüglich sind allgemeinverbindliche Angaben naturgemäß nicht zu geben. Sicher ist, daß man den Wiederbelebungsversuch fortsetzen *muß*, solange eine — wenn auch nur sehr schwache — Herztätigkeit nachweisbar ist. Ist keine Herztätigkeit vorhanden, so ist immerhin zu bedenken, daß man mit der künstlichen Beatmung eine gewisse Blutzirkulation hervorrufen wird, die den Eintritt des endgültigen Todes hinausschieben kann. Wenn aber ein Versuch bereits während etwa einer Stunde im Gange ist, ohne daß es zum Einsetzen der Herztätigkeit gekommen wäre, muß er für die Belange der Praxis als gescheitert betrachtet werden.

Für den Fall, daß ein Wiederbelebungsversuch zum Erfolg, d. h. zunächst zu spontaner Kreislauf- und Atmungstätigkeit führt, stellt sich immer auch die Frage, inwiefern man damit zu rechnen haben wird, daß der Unterbruch in der Zirkulation zu bleibenden Schäden geführt haben könnte. Vor allem das ZNS dürfte diesbezüglich gefährdet sein. Schon nach einer nur 10 Minuten dauernden vollständigen zirkulatorischen Ausschaltung des ZNS sollen an gewissen Zellen des Cortex histologische Veränderungen erkennbar sein (Lit. 138). Daß es sich dabei allerdings um Schäden handelt, und — wenn ja — um solche irreparabler Art, ist damit wohl noch nicht erwiesen. Für die praktischen Belange unmittelbar wichtiger ist es, sich darüber klar zu sein, daß die lebenswichtigen Mechanismen in der Medulla oblongata unter Umständen eine bis zu 30 Minuten dauernde vollständige Anoxie ertragen können (Lit. 138; vgl. auch S. 97).

d) Weitere therapeutische Möglichkeiten.

Wenn ein Wiederbelebungsversuch soweit erfolgreich gewesen ist, daß der Kreislauf wieder einigermaßen funktioniert, so muß das nächste Ziel die Wiederherstellung einer spontanen Atmungstätigkeit sein. Mit einer solchen ist ja nicht zu rechnen, bevor nicht der Blutdruck wieder eine gewisse Mindesthöhe erreicht hat (s. S. 73). Die erste Äußerung der wiedererwachenden Atmungstätigkeit ist eine Atmung vom Typus des Gasping. Das Gasping erlischt beim Absterben des ZNS als letztes (s. S. 3); bei der Wiederbelebung tritt es als erstes wieder in Erscheinung. Die Zeit, während der Gasping besteht, kann länger oder kürzer sein, je nachdem, ob der Zustand des Scheintodes während längerer oder kürzerer Zeit bestanden hatte.

Stand die Atmung nur während weniger Minuten still, so ist die Schädigung, die das Atmungszentrum durch die Hypoxie erfahren hat, offenbar nur gering. In diesem Falle können eventuell schon einige wenige Gasping-Atemzüge den Sauerstoffmangel der höheren Atmungssubstrate wieder so weit verbessern, daß diese ihre Tätigkeit sofort wieder aufnehmen können. Das Gasping geht dann — zwar stufenweise, aber sehr schnell — in eine mehr oder weniger normale Atmung über. Dies kann im Tierexperiment sehr schön demonstriert werden: Wenn man ein gesundes, narkotisiertes Versuchstier erstickt, beispielsweise durch Zuhalten der Atemwege, so kommt es zunächst zu einer etwa 2 Minuten dauernden Phase verstärkter Atmungsanstrengungen. Nach dieser Zeit beginnt die Intensität der Atmungsanstrengungen rasch nachzulassen und kurze Zeit später steht die Atmung vollständig still. Dieser sogenannte präterminale Atmungsstillstand dauert im allgemeinen etwa 2 Minuten

(Lit. 28, 130,[E]) kann aber ausnahmsweise auch bis zu 5 Minuten anhalten. Anschließend kommt es zu einer kurzen Periode terminaler Atmungsanstrengungen vom Typus des Gasping. Danach ist die Erstickung vollständig. Wenn nun aber zur Zeit des präterminalen Atmungsstillstandes die Ursache der Erstickung beseitigt wird, d. h. die Atemwege wieder freigegeben werden, so führt das terminale Gasping sehr rasch zur spontanen Erholung. Dieselbe Chance muß ein gewaltsam Erstickter haben, wenn der Täter mit dem eingetretenen Atmungsstillstand sein Vorhaben als beendigt betrachtet.

Die vorstehend beschriebene Situation, wo ein Gasping spontan zu rascher Erholung führte, dürfte im Verlaufe einer praktisch durchgeführten Wiederbelebung relativ selten angetroffen werden. Meistens wird der Zustand des Scheintodes längere Zeit vorbestanden und damit zu einer stärkeren Schädigung der übergeordneten zentralen Atmungssubstrate geführt haben. Man wird daher beim Auftreten des Gasping einen Wiederbelebungsversuch nicht etwa abbrechen und die weitere Erholung den autonomen Kräften des Organismus selbst überlassen dürfen, sondern man wird den Organismus zweckmäßig weiter unterstützen.

Dazu wird man zunächst mit der künstlichen Beatmung weiterfahren. Solange Gasping besteht, ist künstliche Beatmung weiterhin erforderlich. Sie soll erst sistiert werden, wenn wieder eine Atmung höherer Ordnung besteht, die auf chemische Reize oder auf Reflexe ansprechbar ist. Von diesem Moment an kann die Atmungstätigkeit *durch zentrale Erregungsmittel oder durch Reflexe* weiter angetrieben werden.

Vielerorts werden zentrale Erregungsmittel auch schon in derjenigen Phase der Wiederbelebung verabreicht, in der noch keine zentrale Atmungstätigkeit besteht. Man will damit offenbar eine Erregung der verantwortlichen Zellen der Formatio reticularis erreichen und damit die Entstehung von Gasping forcieren. Theoretisch ist das sicher auch möglich, praktisch aber nicht ungefährlich, besonders wenn es von Ungeübten durchgeführt wird. Die heute üblichen zentralen Erregungsmittel nämlich dürften die letzte Schaltstelle in der Formatio reticularis erst in Dosen erregen, mit welchen die übergeordneten zentralen Atmungssubstrate, welche man letzten Endes ja wieder in Gang bringen will, stark übererregt sind. Sie können in diesem Zustand ihre normale Tätigkeit keinesfalls erfüllen.

Stimulierung durch zentrale Erregungsmittel.

Zentrale Erregungsmittel können dazu dienen, ein Gasping in eine Atmung höherer Ordnung überzuführen, dadurch, daß sie die Erregbarkeit der übergeordneten Atmungssubstrate erhöhen. Oder aber man kann mit diesen Stoffen eine bereits ausgebildete, jedoch nur schwache Normalatmung verbessern (s. S. 14). In jedem Falle ist zu bedenken, daß die therapeutischen Breiten dieser an sich nützlichen Stoffe nicht besonders

[E] = eigene, unveröffentlichte Untersuchungen.

groß sind. Die vielfach gebräuchliche massive Dosierung kann zu gefährlicher Übererregung wichtiger zentraler Mechanismen führen.

Neben den zentralen Erregungsmitteln ist immer auch an die Kohlensäure zu denken, die ja in höheren Konzentrationen ebenfalls eine direkte zentrale Atmungsstimulation verursacht (s. S. 14). Aus diesem Grunde ist es vorteilhaft, der angebotenen Luft einige Prozente CO_2 zuzusetzen. Die CO_2 wird ihre günstige Wirkung vor allem von dem Moment an entfalten, wo das Gasping in eine Atmung höherer Ordnung übergeht. Ein CO_2-Zusatz von 5—7% ist genügend; er ist in jedem Falle ungefährlich.

Stimulierung durch Atmungsreflexe.

Im Stadium des Gasping ist die Atmung noch nicht reflexempfindlich (s. S. 4). Beim Übergang des Gasping in eine Atmung höherer Ordnung jedoch wird man jederzeit damit rechnen dürfen, daß wieder Reflexerregbarkeit auftritt. Damit ist die Möglichkeit gegeben, die Atmung auch auf diesem Wege zu stimulieren. Nun ist beim Menschen die Atmung normalerweise nur inspiratorisch aktiv (s. S. 84). Ein Darniederliegen der Atmungstätigkeit ist demnach gleichbedeutend mit einem Darniederliegen der inspiratorischen Tätigkeit des Atmungszentrums. Also kommen zur reflektorischen Stimulierung vor allem diejenigen Maßnahmen in Frage, welche das Atmungszentrum in inspiratorischem Sinne verändern, wie Lungenvolumenverkleinerung (s. S. 31), Kompression des oberen Thorax (s. S. 54, Dehnungsrezeptorenanästhesie (s. S. 45). Als besonders wirksame reflektorische Maßnahme hat sich uns im Tierexperiment folgendes Vorgehen bewährt: Die Lungen werden durch Einblasen von Luft leicht gebläht und durch Zuhalten der Atemwege zunächst in dieser Lage festgehalten. Man erreicht damit reflektorisch über den Vagus eine zentrale Atmungshemmung (s. S. 31). Gleichzeitig wird der obere Thorax etwas komprimiert, etwa durch Umspannen eines Gummibandes. Damit erreicht man reflektorisch eine inspiratorische Aktivierung des Atmungszentrums. Diese kann aber zunächst nicht manifest werden, da sie durch die durch die Lungenblähung verursachte Hemmung überwogen wird. Wenn man diesen Zustand etwa 10—30 Sekunden aufrecht erhält, so wird währenddessen die latente Inspirationsbereitschaft des Atmungszentrums immer stärker werden, während umgekehrt der hemmende Einfluß des großen Lungenvolumens als Folge der Adaptation immer schwächer wird. Wenn man nun in diesem Moment die Atemwege plötzlich freigibt, so erreicht man nicht nur, daß die Hemmung wegfällt und damit die inzwischen akkumulierten inspiratorischen Energien manifest werden können, sondern man erhält durch den Rückgang des Lungenvolumens gleichzeitig einen zusätzlichen inspiratorischen Reiz. Das Atmungszentrum nämlich hatte sich inzwischen an das vergrößerte Lungenvolumen bereits etwas adaptiert; der Rückgang in die normale Exspirationslage wirkt deshalb primär wie eine Lungenvolumenverkleinerung. Das Verfahren ist vor allem dann nützlich, wenn die Reflexerregbarkeit des Atmungszentrums noch nicht vollständig wiederhergestellt ist. In solchen Situationen würde ein einziger inspirationsaktivierender Reflexmechanismus allein eventuell zu schwach sein. Die zweckmäßige Kombination mehrerer Mechanismen dagegen (zentrale Akkumulierung der durch die Thoraxkompression hervorgerufenen Inspirationsbereitschaft plus zusätzliche Lungenvolumenverkleinerung im Moment der Freigabe der Atemwege) kann zu einem deutlichen Effekt führen. Das Verfahren dürfte deshalb in praxi vor allem als Test zu empfehlen sein, um festzustellen, ob überhaupt und in welchem Ausmaße die Reflexerregbarkeit der Atmung in einem gegebenen Moment wieder zurückzukehren beginnt.

Literaturverzeichnis.

1. ADRIAN, E. D.: J. Physiol. (Brit.) **72**, 132 (1931).
2. — J. Physiol. (Brit.) **79**, 332 (1933).
3. ADRIAN, E. D. und F. J. J. BUYTENDIJK: J. Physiol. (Brit.) **71**, 121 (1931).
4. ALDAYA, F.: C. r. Soc. Biol. **123**, 1001 (1936).
5. ALLEN, W. F.: Amer. J. Physiol. **88**, 117 (1929).
6. — Amer. J. Physiol. **88**, 620 (1929).
7. AMMANN, A. und H. SCHAEFER,: Pflügers Arch. **246**, 757 (1943).
8. AMOROSO, E. C., J. G. BAINBRIDGE, F. R. BELL, A. M. LAWN und H. ROSENBERG: Nature (Brit.) **167**, 603 (1951).
9. ANDEREGGEN, P., R. J. H. OBERHOLZER und O. A. M. WYSS: Helvet. physiol. Acta **4**, 213 (1946).
10. ANDERS, O.: Pflügers Arch. **220**, 287 (1928).
11. ASMUSSEN, E. und M. NIELSEN: Acta Soc. physiol. scand. (D.) **16**, 270 (1948).
12. — — Acta Soc. physiol. scand. (D.) **20**, 79 (1950).
13. ASMUSSEN, E., M. NIELSEN und G. WIETH-PEDERSON: Acta Soc. physiol. scand. (D.) **6**, 167 (1943).
14. AVIADO, D. M. jr., R. G. PONTIUS und T. H. LI: J. Pharmacol. (Am.) **99**, 425 (1950).
15. BABAK, E.: Fol. neurobiol. (D.) **6**, 367 (1912).
16. BAKOS, A. C. P. und W. L. HOWELL: Science **108**, 45 (1948).
17. BALOGH, E. VAN: Virchows Arch. **307**, 362 (1941).
18. BALTISBERGER, W.: Z. Anat. **61**, 283 (1921).
19. BARACH, A. L.: Respiratory Deseases. Lippincott & Co. 1948.
20. BAYER, G.: Hdb. norm. u. pathol. Physiol., Bd. II, S. 230. 1925.
21. BEHRENS, W.: Schweiz. med. Wschr. **1950**, 69.
22. BERGAMI, G. und U. SACCHI: Arch. Fisiol. (It.) **35**, 104 (1936).
23. BETHE, A.: Erg. Physiol. **5**, 250 (1906).
24. — Hdb. norm. u. pathol. Physiol., Bd. II, S. 1. 1925.
25. BEYER, H.: Arch. Anat. u. Physiol. **1901**, 261.
26. BEZOLD, A. VON und L. HIRT: Untersuchungen des Physiol. Lab. in Würzburg **1**, 73 (1867).
27. BINET, L. und M. V. STRUMZA: C. r. Soc. Biol. **144**, 8 (1950).
28. — — C. r. Soc. Biol. **144**, 748 (1950).
29. — — C. r. Soc. Biol. **145**, 192 (1951).
30. BJURSTEDT, H. und U. S. EULER VON: Acta Soc. physiol. scand. (D.) **4**, 23 (1942).
31. BOERI, E. und C. VACCA: Boll. Soc. ital. Biol. sper. **23**, 1063 (1947).
32. BOERI, E., C. VACCA und A. BERTOLINI: J. Physiol. et Path. gén. **41**, 283 (1949).

33. Boothby, W. M., G. Lundin und H. F. Helmholz: Proc. Soc. exper. Biol. a. Med. (Am.) **67**, 558 (1948).
34. Borison, H. L.: Amer. J. Physiol. **154**, 55 (1948).
35. Braak, J. W. G. ter und D. G. W. van Voorthuysen: Pflügers Arch. **243**, 724 (1940).
36. Brébion, G. und H. Magne: Ann. Physiol. (Fr.) **13**, 65 (1937).
37. — — Ann. Physiol. (Fr.) **14**, 704 (1938).
38. Breckenridge, C. G., H. E. Hoff und H. T. Smith: Amer. J. Physiol. **162**, 74 (1950).
39. Breuer, J.: S.ber. Akad. Wiss. Wien, Math.-naturw. Kl. II **58**, 909 (1868).
40. Brodie, T. G. und A. E. Russel: J. Physiol. (Brit.) **26**, 92 (1900).
41. Brunner, A. und F. Sauerbruch: Hdb. norm. u. pathol. Physiol., Bd. II, S. 441. 1925.
42. Bucher, K.: Verh. Schweiz. Physiol. Januar 1941.
43. — Verh. Schweiz. Physiol. Juli 1941.
44. — Verh. Schweiz. Physiol. Januar 1942.
45. — Verh. Schweiz. Physiol. Juni 1942.
46. — Pflügers Arch. **245**, 537 (1942).
47. — Pflügers Arch. **246**, 307 (1942).
48. — Helvet. physiol. Acta **2**, C 4 (1944).
49. — Helvet. physiol. Acta **2**, 5 (1944).
50. — Helvet. physiol. Acta **2**, 591 (1944).
51. — Helvet. physiol. Acta **3**, C 34 (1945).
52. — Helvet. physiol. Acta **3**, 469 (1945).
53. — Helvet. physiol. Acta **4**, 77 (1946).
54. — Helvet. physiol. Acta **5**, 147 (1947).
55. — Helvet. physiol. Acta **5**, 348 (1947).
56. — Helvet. physiol. Acta **7**, 470 (1949).
57. — Schweiz. med. Wschr. **1948**, 863.
58. Bucher, K. und A. Hürlimann: Helvet. physiol. Acta **8**, 317 (1950).
59. Bucher, K. und Cl. Jacot: Helvet. physiol. Acta **9**, 454 (1951).
60. Bucher, K. und J. Schneider: Helvet. physiol. Acta **4**, 459 (1946).
61. Bühlmann, A.: Schweiz. Z. Tbc. **6**, 89 (1949).
62. Bülbring, E. und D. Whitteridge: Proc. physiol. Soc. **1943**, 23.
63. Burnett, E. W., J. H. Long, C. Norris, G. P. Rosemond und M. R. Wester: J. thorac. Surg. (Am.) **18**, 569 (1949).
64. Chiodi, H.: Acta Med. Scand. **131**, 403 (1948).
65. Christie, R. V.: Quart. J. exper. Med. **31**, 421 (1938).
66. Christie, R. V. und G. W. Hayward: J. Physiol. (Brit.) **102**, 88 (1943).
67. Comroe, J. H.: Physiol. Rev. (Am.) **24**, 319 (1944).
68. Courtois, R., P. Bonamis und J. Leclerc: Rev. de la Tbc. **5**, 130 (1936).
69. Craigie, E. H.: Amer. J. Physiol. **59**, 346 (1922).
70. Currens, J. H. und P. D. White: Ann. int. Med. **30**, 528 (1949).
71. Cushny, A. R.: J. Pharmacol. (Am.) **4**, 363 (1913).
72. Dawes, G. S.: Abstr. Comm. XVIIth internat. Physiol. Congress Oxford 1947.
73. — J. Pharmacol. (Am.) **89**, 325 (1947).
74. Dawes, G. S. und F. N. Fastier: Brit. J. Pharmacol. **5**, 323 (1950).
75. Dawes, G. S. und J. C. Mott: Brit. J. Pharmacol. **5**, 65 (1950).
76. Dayman, H.: J. clin. Invest. (Am.) **30**, 1175 (1951).
77. Dirken, M. N. J. und S. Woldring: J. Neurophysiol. **14**, 211 (1951).
78. Dolivo, M.: Helvet. physiol. Acta **4**, 199 (1946).

79. Domingo, M. A. jr., R. G. Pontius und T. H. Li: J. Pharmacol. (Am.) **98**, 2 (1950).
80. Domingo, M. A. jr., R. G. Pontius und C. F. Schmidt: J. Pharmacol. (Am.) **97**, 420 (1949).
81. Drinker, C. K.: Amer. Rev. Tbc. **58**, 1 (1948).
82. Du Bois-Raymond, R. und J. Katzenstein: Arch. Laryng. (D.) **14**, 107 (1903).
83. Dubuisson, M.: Arch. Zool. exp. gén. **67**, 93 (1928).
84. Eichler, O. und A. Smiatek: Arch. exper. Path. (D.) **194**, 621 (1940).
85. Ellis, M. P.: J. Pharmacol. (Am.) **87**, 298 (1936).
86. Enghoff, H.: Skand. Arch. Physiol. (D.) **63**, 15 (1932).
87. Ernst, A. M.: Arch. internat. Pharmacodynam. **58**, 363 (1938).
88. Euler, U. S. und G. Liljestrand: Acta Soc. physiol. scand. (D.) **12**, 268 (1946).
89. Eve, F. C.: Brit. med. J. **2**, 510 (1944).
90. Felix, W.: Hdb. norm. u. pathol. Physiol., Bd. II, S. 37 (1925).
91. Fischlewitz, J.: Helvet. physiol. Acta **6**, 455 (1948).
92. — Experientia **5**, 483 (1949).
93. Fischlewitz, J. und K. Bucher: Experientia **4**, 196 (1948).
94. Fleisch, A.: Pflügers Arch. **219**, 706 (1928).
95. — Pflügers Arch. **224**, 390 (1930).
96. — Erg. Physiol. **36**, 249 (1934).
97. Fleisch, A. und F. Lehner: Helvet. physiol. Acta **7**, 410 (1949).
98. Fleisch, A. und J. Tripod: Pflügers Arch. **240**, 676 (1938).
99. Fowler, W. S.: Amer. J. Physiol. **154**, 405 (1948).
100. — Amer. J. Physiol. **154**, 415 (1948).
101. — Amer. J. med. Sci. **216**, 597 (1948).
102. — J. clin. Invest. (Am.) **24**, 1437 (1950).
103. Gad, E.: Tagblatt der 54. Naturforscherversammlung, Salzburg 1881.
104. Galli, G.: Arch. Mal. Cœur etc. **17**, 208 (1924).
105. Gaensler, E. A. und M. G. Carter: J. Labor. a. clin. Med. (Am.) **35**, 945 (1950).
106. Geppert, J. und N. Zuntz: Pflügers Arch. **42**, 189 (1888).
107. Gernandt, B., G. Liljestrand und Y. Zotterman: Acta Soc. physiol. scand. (D.) **9**, 367 (1945).
108. Gesell, R.: Erg. Physiol. **43**, 477 (1940).
109. Gesell, R. und C. Moyer: Quart. J. exper. Physiol. **25**, 13 (1935).
110. Gesell, R., J. Bricker und C. Magee: Amer. J. Physiol. **117**, 423 (1936).
111. Gigon, A.: Bull. Schweiz. Akad. Wiss. **7**, 60 (1951).
112. Gordh, T.: Acta chir. scand. (Schwd.) **92**, 102 (1945).
113. Gordon, A. S., D. C. Fainer und A. C. Ivy: J. amer. med. Assoc. **144**, 1455 (1950).
114. Grandpierre, R., C. Franck und F. Violette: C. r. Soc. Biol. **145**, 1100 (1951).
115. Gray, J. S.: Science **103**, 739 (1946).
116. Grodins, F. S.: Physiol. Rev. (Am.) **30**, 220 (1950).
117. Grosse-Brockhoff, F. und W. Schoedel: Pflügers Arch. **238**, 213 (1936).
118. Hadorn, W.: Z. Klin. Med. **140**, 266 (1942).
119. — Bull. Schweiz. Akad. Med. Wiss. **7**, 39 (1951).
120. Haldane, J. S.: Amer. J. Physiol. **38**, 20 (1915).

121. HAMMOUDA, M.: J. Physiol. (Brit.) **77**, 319 (1933).
122. HAMMOUDA, M. und W. H. WILSON: J. Physiol. (Brit.) **83**, 292 (1935); **85**, 62 (1935).
123. HAMMOUDA, M., A. SAMAAN und W. H. WILSON: J. Physiol. (Brit.) **101**, 446 (1943).
124. HARRISON, T. R., J. A. CALHOUN und W. C. HARRISON jr.: Arch. int. Med. (Am.) **53**, 911 (1934).
125. HARRISON, T. R., J. A. CALHOUN, G. R. CULLEN, W. E. WILKINS und C. PILCHER: J. clin. Invest. (Am.) **11**, 133 (1932).
126. HARRISON, W. G. jr., J. A. CALHOUN und T. R. HARRISON: Amer. J. Physiol. **100**, 68 (1932).
127. HEAD, H.: J. Physiol. (Brit.) **10**, 1 (1889).
128. HENDERSON, Y. und H. W. HAGGARD: Hoppe-Seylers Z. **130**, 126 (1923).
129. HENDERSON, Y., F. P. CHILLINGWORTH und J. L. WHITNEY: Amer. J. Physiol. **38**, 1 (1915).
130. HERMANN, H. und F. JOURDAN: C. r. Soc. Biol. **136**, 225 (1942).
131. HERMANN, H., B. BAILLY und A. MISSENARD: C. r. Soc. Biol. **137**, 547 (1943).
132. HESS, W. R.: Die Regulierung der Atmung. Leipzig: Thieme, 1931.
133. — Pflügers Arch. **226**, 198 (1931).
134. — Das Zwischenhirn und die Regulation von Kreislauf und Atmung. Leipzig: Thieme. 1938.
135. HESS, W. R. und W. A. STOLL: Helvet. physiol. Acta. **2**, 461 (1944).
136. HESS, W. R. und O. A. M. WYSS: Pflügers Arch. **237**, 761 (1936).
137. HEYMANS, C.: Nature (Brit.) **156**, 750 (1945).
138. — Physiol. Rev. (Am.) **30**, 375 (1950).
139. — Acta Soc. physiol. scand. (D.) **22**, 3 (1951).
140. — Arch. exper. Path. (D.) **216**, 114 (1952).
141. HEYMANS, C. und G. VAN DEN HEUVEL-HEYMANS: Arch. internat. Pharmacodynam. **83**, 520 (1950).
142. HEYMANS, C., J. J. BOUKAERT und P. RÉGNIERS: Le Sinus carotidien. Paris: Doin. 1933.
143. HOCHREIN, M. und G. T. DINISCHIOTU: Kreisl.forsch. **31**, 465 (1939).
144. HOFBAUER, L.: Hdb. norm. u. pathol. Physiol., Bd. II, S. 337, 1925.
145. HOFFMANN, K. und E. TAGMANN: Helv. Chim. Acta **30**, 288 (1946).
146. HÖGLUND, N. J. und M. MICHAELSSON: Acta Soc. physiol. scand. (D.) **21**, 168. (1950)
147. HOLZLÖHNER, E.: Z. Biol. **92**, 293 (1932).
148. — Arch. Kreis.lforsch. **1**, 305 (1937).
149. HÜRLIMANN, A.: Arch. internat. Pharmacodynam. **80**, 99 (1949).
150. JACKSON, C.: J. amer. med. Assoc. **79**, 1399 (1922).
151. JACOT, CL.: Helvet. physiol. Acta **8**, 517 (1950).
152. JARISCH, A.: Arch. Kreisl. forsch. **7**, 250 (1940); **9**, 1 (1941). — Klin. Wschr. **1941**, 1045.
153. JOHNSON, J. und C. K. KIRBY: Surgery (Am.) **26**, 472 (1949).
154. KARASEK, F.: Arch. internat. Physiol. **37**, 87 (1933).
155. KEITH, J.: Arch. internat. Pharmacodynam. **88**, 283 (1951).
156. KELLER, A. D.: Amer. J. Physiol. **89**, 289 (1929).
157. — Amer. J, Physiol. **93**, 664 (1930).
158. — Amer. J. Physiol. **96**, 59 (1931).
159. KERVEN, A. M. und J. LIARD: J. Physiol. et Path. gén. **37**, 129 (1939).
160. KILLIAN, H. und K. KUHLMANN: Arch. klin. Chir. **190**, 615 (1937).

161. KLEIBER, E. E.: Ann. int. Med. **15**, 899 (1941).
162. KNOWLTON, G. C. und M. G. LARRABEE: Amer. J. Physiol. **147**, 100 (1946).
163. KOCH, E.: Z. Kreisl.forsch. **21**, 586 (1929).
164. KOTHS, O.: Virchows Arch. **60**, 191 (1874).
165. KRAMER, K. und H. SARRE: Klin. Wschr. **1936**, 473.
166. KRATSCHMER, F.: S.ber. Akad. Wiss. Wien 1870, S. 149.
167. KRIMER, W.: Leipzig: Cnobloch. 1819.
168. KROEPFLI, P.: Helvet. physiol. Acta **8**, 33 (1950).
169. LAGRANGE, E. und G. SCHEECQMANS: Arch. internat. Pharmacodynam. **83**, 559 (1950).
170. LANZ, U.: Helvet. physiol. Acta **10**, 62 (1952).
171. LAQUEUR, E. und F. VERZAR: Pflügers Arch. **143**, 395 (1912).
172. LARSELL, O. und G. E. BURGET: Amer. J. Physiol. **70**, 311 (1924).
173. LEGALLOIS: Expériences sur la principe de la Vie. Paris. 1812.
174. LILJESTRAND, G.: Hdb. norm. u. pathol. Physiol., Bd. II, S. 198. 1925.
175. LILJESTRAND, G. und G. WOLLIN: Skand. Arch. Physiol. (D.) **30**, 199 (1913).
176. LILJESTRAND, G., G. WOLLIN und J. O. NILSSON: Skand. Arch. Physiol. (D.) **29**, 149 (1913).
177. LINDEN, P. VAN DEN: Bull. Acad. Roy. Belg. **16**, 1133 (1930); **16**, 1275 (1930).
178. LINDHARD, J.: J. Physiol. (Brit.) **42**, 337 (1911).
179. LIVINGSTONE, J. L.: Lancet **214**, 754 (1928).
180. LOEWY, A.: Pflügers Arch. **58**, 416 (1894).
181. LUISADA, A.: Erg. inn. Med. **47**, 92 (1934).
182. LUMSDEN, T.: J. Physiol. (Brit.) **57**, 153 (1923).
183. — J. Physiol. (Brit.) **57**, 354 (1923).
184. MARCKWALD, E.: Z. Biol. **23**, 149 (1887).
185. MARSCHIK, H.: Wien. klin. Wschr. **56**, 365 (1943).
186. MAXWELL, E.: J. Pharmacol. (Am.) **87**, 298 (1946).
187. MEEK, W. J.: Amer. J. Physiol. **67**, 309 (1923/24).
188. MEGIBOW, R. S., L. N. KATZ und M. FEINSTEIN: Arch. int. Med. (Am.) **71**, 536 (1943).
189. MEIER, R.: Helvet. med. Acta **7**, 30. Suppl. VI (1940/41).
190. — Ciba-Z. **1943**, 3229.
191. MEIER, R. und H. J. BEIN: Bull. Schweiz. Akad. Med. Wiss. **6**, 209 (1950).
192. MEIER, R., H. J. BEIN und H. HELMICH: Experientia **5**, 484 (1949).
193. MEIER, R. und K. BUCHER: Pflügers Arch. **245**, 412 (1941).
194. — — Helvet. physiol. Acta **2**, 35 (1944).
195. MENEELY, G. R. und N. L. KALTREIDER: J. clin. Invest. (Am.) **28**, 129 (1949).
196. MERKLE, A. und F. WYSS: Schweiz. med. Wschr. S. 1154 (1950).
197. MINK, P. J.: Arch. Laryng. (D.) **30**, 391 (1916).
198. MONNIER, M.: Pflügers Arch. **242**, 168 (1939).
199. MORTON, D. R., K. P. KLASSEN und G. M. CURTIS: J. Labor. a. clin. Med. (Am.) **34**, 1730 (1949).
200. MORUZZI, G.: Arch. néerld. Physiol. **28**, 385 (1947).
201. NIELSEN, M.: Skand. Arch. Physiol. (D.) **74**, Suppl. 10. 83 (1936).
202. NOTHNAGEL, H.: Virchows Arch. **44**, 95 (1868).
203. OBERHOLZER, R. J. H.: Helvet. physiol. Acta **2**, 449 (1944).

204. Oberholzer, R. J. H., P. Andereggen und O. A. M. Wyss: Helvet. physiol. Acta **4**, 495 (1946).
205. Otis, A. B.: J. appl. Physiol. **1**, 743 (1949).
206. Parodi, F.: Revue de la Tbc. **2**, 1231 (1936).
207. Partridge, R. C.: J. Physiol. (Brit.) **96**, 233 (1939).
208. Petitpierre, Cl.: Helvet. physiol. Acta **1**, 325 (1943).
209. — Helvet. physiol. Acta **2**, 71 (1944).
210. Peyser, E., A. Sass-Kortsak und F. Verzar: Amer. J. Physiol. **163**, 11 (1950).
211. Pflüger, E.: Pflügers Arch. **29**, 244 (1882).
212. Pike, F. H. und H. C. Coombs: Amer. J. Physiol. **59**, 472 (1922).
213. Pitts, R. F., H. W. Magoun und S. W. Ranson: Amer. J. Physiol. **126**, 673 (1939).
214. — — — Amer. J. Physiol. **127**, 654 (1940).
215. Plattner, F.: Z. Biol. **79**, 125 (1923).
216. Rahn, H., O. Fenn und A. B. Otis: J. appl. Physiol. **1**, 725 (1949).
217. Reinhardt, E.: Virchows Arch. **292**, 322 (1934).
218. Rice, H. V.: Amer. J. Physiol. **124**, 535 (1938).
219. Rickenbach, K. und H. Meessen: Acta Anatomica **12**, 135 (1951).
220. Rickenbach, K. und R. Meier: Helvet. physiol. Acta **6**, 863 (1948).
221. Rijlant, P.: Arch. internat. Physiol. **44**, 351 (1937).
222. — C. r. Soc. Biol. **124**, 836 (1937).
223. — J. Physiol. (Brit.) **90**, 43 (1937).
224. — Acta Biol. Belgica 3 (1943).
225. — Arch. internat. Physiol. **53**, 181 (1943).
226. Riley, R. L. und A. Cournand: J. appl. Physiol. **1**, 825 (1949).
227. Rist, E., E. Gilbrin und E. Mage: Bull. Acad. Méd., Paris **127**, III, 66 (1943).
228. Ritzel, G.: Schweiz. Z. Tbc. **7**, 193 (1950).
229. Roger, H.: Presse méd. **25**, 73 (1917).
230. Rohrer, F.: Pflügers Arch. **162**, 281 (1915).
231. — Pflügers Arch. **162**, 292 (1915).
232. — Pflügers Arch. **164**, 295 (1916).
233. — Hdb. norm. u. pathol. Physiol., Bd. II, S. 70. 1925.
234. Ross, B. D.: J. amer. med. Assoc. **122**, 660 (1943).
235. Rossier, P. H. und E. Blickenstorfer: Helvet. med. Acta **13**, 328 (1946).
236. Rossier, P. H. und H. Méan: Rev. méd. Suisse rom. **60**, 633 (1940).
237. Rudberg, T.: Skand. Arch. Physiol. (D.) **79**, 8 (1938).
238. Salmi, T.: Acta Soc. Medic. fenn. Duodecim. (Fld.) **18**, 1 (1933).
239. Sarnoff, St. J., J. L. Whittenberger und E. Hardenbergh: Amer. J. Physiol. **155**, 202 (1948).
240. Sarnoff, S. J., J. V. Maloney, L. C. Sarnoff, B. G. Ferris und J. L. Whittenberger: J. amer. med. Assoc. **143**, 1383 (1950).
241. Schäfer, E. A.: J. amer. med. Assoc. **51**, 801 (1908).
242. Schmidlin, P.: Dissertation Basel. 1944.
243. Schoedel, W.: Erg. Physiol. **39**, 462 (1937).
244. Schoen, R.: Klin. Wschr. **1936**, 1341.
245. Schott, E.: J. kurse ärztl. Fortbild. **21**, 29 (1930).
246. Schröder, C.: Pflügers Arch. **231**, 483 (1933).
247. Scott, J. C., E. A. Reed, D. Saris und H. P. Redondo-Ramirez: Amer. J. Physiol. **154**, 428 (1948).

248. Siebeck, R.: Dtsch. Arch. klin. Med. **97**, 219 (1909).
249. — Skand. Arch. Physiol. (D.) **25**, 81 (1911).
250. Skramlik, E.: Hdb. norm. u. pathol. Physiol., Bd. II, S. 128. 1925.
251. Slyke, D. D. van und C. A. L. Binger: J. exper. Med. (Am.) **37**, 457 (1923).
252. Soave, F.: J. thorac. Surg. (Am.) **19**, 157 (1950).
253. Somer, E. de: J. Physiol. et Path. gén. **21**, 320 (1923).
254. Speakman, T. und P. Babkin: Amer. J. Physiol. **159**, 239 (1949).
255. Steffensen, E. H., J. M. Brookhart und R. Gesell: Amer. J. Physiol. **119**, 517 (1937).
256. Stella, G.: J. Physiol. (Brit.) **93**, 10 (1938).
257. — J. Physiol. (Brit.) **93**, 263 (1938).
258. — Arch. int. Pharmacodyn. **62**, 135 (1939).
259. Stewart, G. N., D. C. Guthrie, R. L. Burns und F. H. Pike: J. exper. Med. (Am.) **8**, 289 (1906).
260. Sturm, A.: Die klinische Pathologie der Lunge. Stuttgart: Wiss. Verlagsanstalt. 1948.
261. — Schweiz. med. Wschr., S. 859 (1951).
262. Stutz, E.: Fschr. Röntgenstr. **72**, 129 (1949).
263. — Fschr. Röntgenstr. **72**, 447 (1950).
264. Sylvester, H. R.: Brit. med. J. **2**, 576 (1858).
265. Takino, M. und S. Okada: Arch. Kreisl.forsch. **6**, 47 (1940).
266. Tanner, K.: Arch. internat. Pharmacodynam. **81**, 328 (1950).
267. Tanner, K. und K. Bucher: Experientia **4**, 318 (1948).
268. Thiel, K.: Z. exper. Med. **67**, 810 (1929).
269. Thompson, S. A.: J. thorac. Surg. (Am.) **17**, 323 (1948).
270. Trendelenburg, U.: Acta Soc. physiol. scand. (D.) **21**, 174 (1950).
271. Verzar, F.: Pflügers Arch. **232**, 322 (1933). — Schweiz. med. Jb. 1934. — Schweiz. med. Wschr. **75**, 457 (1945).
272. — Bull. Schweiz. Akad. Med. Wiss. **7**, 201 (1951).
273. Voorthuysen, D. G. W. van und I. W. G. ter Braak: Pflügers Arch. **238**, 307 (1937).
274. Wagner, R.: Verh. Dtsch. Ges. Kreisl.forsch. XII, 7 (1940).
275. Walsh, E. G.: J. Physiol. (Brit.) **106**, 466 (1946).
276. Wang, S. C. und L. F. Nims: J. Pharmacol. (Am.) **92**, 187 (1948).
277. Wassenaar, Th.: Arch. néerld. Physiol. **9**, 480 (1924).
278. Weidmann, H. und K. Bucher: Helvet. physiol. Acta **9**, 94 (1951).
279. Weidmann, H., B. Berde und K. Bucher: Helvet. physiol. Acta **7**, 476 (1949).
280. Weiss, S. und G. P. Robb: J. amer. med. Assoc. **100**, 1841 (1933).
281. Whitehead, R. W. und W. B. Draper: Anaesthesiology **8**, 159 (1947).
282. Whittenberger, J. L., S. J. Sarnoff und E. Hardenbergh: J. clin. invest. (Am.) **28**, 124 (1949).
283. Whitteridge, D.: Abstr. XVIIth int. Physiol. Congress Oxford 1947, S. 224. 1947.
284. — J. Physiol. (Brit.) **107**, 107 (1948).
285. — Physiol. Rev. (Am.) **30**, 475 (1950).
286. Whitteridge, D. und E. Bülbring: J. Pharmacol. (Am.) **81**, 340 (1944).
287. — — Brit. Med. Bull. **4**, 85. (1946).
288. Wichels, P. und H. Lauber: Med. Klin. **1932**, II, 1093.
289. Willem, V.: Bull. Acad. Roy. Belg. **27**, 49 (1941).

290. WILLEM, V., P. BERT und M. PANJOU: Bull. Acad. Roy. Belg. **11**, 86 (1925).
291. WILLMON, T. L. und A. R. BEHNKE: Amer. J. Physiol. **153**, 138 (1948).
292. WILSON, R. H., C. W. BORDEN, R. V. EBERT und H. S. WELLS: J. Labor. a. clin. Med. (Am.) **36**, 119 (1950).
293. WINDER, C. V. und R. W. THOMAS: J. Pharmacol. (Am.) **91**, 1 (1947).
294. WINTERSTEIN, H.: Wien. med. Wschr. **60**, 2274 (1910).
295. — Pflügers Arch. **138**, 167 (1911).
296. WOLDRING, S. und M. N. V. DIRKEN: J. Neurophysiol. **14**, 227 (1951).
297. WOLFF, W. I.: J. amer. med. Assoc. **144**, 738 (1950).
298. WYSS, O. A. M.: Pflügers Arch. **241**, 524 (1939).
299. — Pflügers Arch. **242**, 215 (1939).
300. — Pflügers Arch. **243**, 457 (1940).
301. — Pflügers Arch. **244**, 712 (1941).
302. WYSS, O. A. M. und A. RIVKINE: Helvet. physiol. Acta **8**, 87 (1950).
303. WYSS, F. und F. SCHMID: Schweiz. med. Wschr. S. 916 (1951).
304. WYSS, O. A. M., P. ANDEREGGEN und R. J. H. OBERHOLZER: Helvet. physiol. Acta **4**, 443 (1946).
305. ZERI, E.: Riforma med. S. 26 (1903).
306. ZUNZ, E. und P. TREMONTI: Arch. internat. Pharmacodynam. **41**, 1 (1931).

Sachverzeichnis.

Manzsche Buchdruckerei, Wien IX.